GAOXIAO TIYU JIAOXUE LILUN
YU YUJIA JIANSHEN ZHIDAO YANJIU

高校体育教学理论与瑜伽健身指导研究

叶 静 ◎著

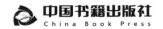
中国书籍出版社
China Book Press

图书在版编目（CIP）数据

高校体育教学理论与瑜伽健身指导研究 / 叶静著
. -- 北京 : 中国书籍出版社 , 2023.8
ISBN 978-7-5068-9566-8

Ⅰ . ①高… Ⅱ . ①叶… Ⅲ . ①体育教学—教学研究—
高等学校②瑜伽—教学研究—高等学校 Ⅳ . ① G807.4
② R161.1

中国国家版本馆 CIP 数据核字 (2023) 第 175267 号

高校体育教学理论与瑜伽健身指导研究

叶　静　著

图书策划	尹　浩　李若冰
责任编辑	尹　浩
责任印制	孙马飞　马　芝
出版发行	中国书籍出版社
地　　址	北京市丰台区三路居路 97 号（邮编：100073）
电　　话	（010）52257143（总编室）（010）52257140（发行部）
电子邮箱	eo@chinabp.com.cn
经　　销	全国新华书店
印　　刷	廊坊市博林印务有限公司
开　　本	710 毫米 ×1000 毫米　1/16
字　　数	245 千字
印　　张	12.5
版　　次	2023 年 8 月第 1 版
印　　次	2024 年 3 月第 1 次印刷
书　　号	ISBN 978-7-5068-9566-8
定　　价	62.00 元

前　言

　　体育作为高校的基础学科之一，在提升学生自身素质、促进学生全面发展等方面均具有重要作用。瑜伽作为一种综合性的身心锻炼方式，具有多方面的益处，包括增强身体柔韧性、提高心肺功能、增强肌肉力量、改善身体姿势和平衡能力，以及缓解压力和焦虑等。在高校体育课程中引入瑜伽健身指导，有助于培养学生正确的身体姿势和运动习惯，增强体质，提高身体素养。两者结合可以优化教学内容和方法，提高学生对体育运动的兴趣和参与度。

　　基于此，本书以"高校体育教学理论与瑜伽健身指导研究"为题，首先，逐一论述体育与体育教学思想、体育教学的目标及环境、体育教学内容及其开发等相关概念；其次，具体阐释高校体育教学方法及其重要性、高校体育教学方法的选择及分类、高校体育教学设计的原则及策略；再次，对高校体育课堂教学的准备与管理、高校体育课堂教学的组织与评价、高校体育教育专业人才的培养策略展开研究；从次，探讨高校体育教学模式的信息化发展；最后，分析瑜伽与瑜伽练习、瑜伽饮食与瑜伽健身、高校瑜伽课程的编排与构建、瑜伽与高校形体训练教学；另外，研究健身瑜伽运动与实训指导、健身瑜伽课程的创新设计、健身瑜伽教学的实施策略、健身瑜伽在高校体育中的价值。

　　本书从多个角度切入主题，在有限的篇幅内，尽可能做到内容系统简明、概念清晰准确、文字通顺简练，形成一个完整的、循序渐进的、便于读者阅读与研究的文章体系。

  作者在本书的写作过程中得到了许多专家学者的帮助和指导，在此表示诚挚的谢意。由于作者水平有限，加之时间仓促，书中所涉及的内容难免有疏漏与不够严谨之处，希望各位读者多提宝贵意见，以待进一步修改，使之更加完善。

目　录

第一章　体育教学的基本概述

第一节　体育与体育教学思想

一、体育

（一）体育的特征和功能

1. 体育的特征

（1）国际化。作为在国际范围内普遍存在的社会现象，学校体育教育、公众自发性体育活动及体育赛事等从不同的角度发展、完善了现代体育的理论性和实践性，使之得到了不同程度的国际化渗透。

（2）社会化。现代体育的社会化是指由全社会来兴办体育，发挥现代体育的社会功能，使体育成为一项社会活动。在我国，现代体育并未像发达国家一样呈现产业化趋势，政府包办为主、逐步面向多元化社会管理仍然是现代体育在我国的发展状态，但实际上，现代体育已经不仅仅承担着强身健体的社会职能，还开始逐步地改变人们的生活方式和生活质量。具体来讲，现代体育的社会化主要表现在三方面：①竞技体育的社会化，即以个人或企业牵头成立的某体育项目俱乐部或以产业系统为核心建立的体育协会等；②大众体育的社会化，即人们开始积极参与体育项目、投资体育活动或增加在体育活动上的消费支出；③学校体育的社会化，即在发达国家较为常见的学校体育场馆面向社会大众开放以及学校利用社会体育基础设施开展体育教学等现象。

（3）科学化。现代体育的科学化是指体育管理、体育锻炼、体育训练和体育教学等方面得益于现代科学技术发展呈现出的基本属性，其中尤以体育运动训练的科学化属性最为突出，从优秀体育人才的选拔到科学训练方案的制定、体育成绩预判以及医务监督等过程都需要在科学技术的支持下完成。同时，体育运动训练和体育赛事对电子计算机、激光和遥测空间技术等的引用，都为现代体育增加了科学化的色彩。

（4）商业化。现代体育的商业化是促使体育运动适应于现代社会的有利因素，主要包括体育活动的投入、出于商业性收益的运动员转让、电视转播权、赛事门票、广告收益、体育活动场所及基础设施有偿使用等内容。

2. 体育的功能

（1）教育功能。体育的教育功能是通过体育对人的身心的促进与发展，来促进实现教育目的而体现出来的，作为体育最基本的功能体现，对人类社会有着其他社会功能无法超越的影响力。体育运动可以促进人们形成良好生活习惯、养成科学价值观、建立严谨逻辑思维、培养健康生活方式以及正确情感方式，同时通过社会规范化的体育教育可以推动人的社会化成长，实现人的个性、身体、心理、社会关系等方面的同步发展。体育教育作为学校教育的重要组成部分，和德育、智育具有统一性与连贯性，因此要培养人们终身体育的意识和习惯，以更好地应对现代社会的发展需求。具体来讲，体育活动，尤其是奥林匹克竞技体育，一向崇尚公平、公正、公开，同时，竞技体育作为一项团体活动，要求从事体育运动的人具备一定的责任感、团队意识和合作精神。而在这个过程中，人就会培养起自身的爱国主义情怀、集体荣誉感和责任感，同时培养自身吃苦耐劳、拼搏向上、自强不息的意志品质，最终取得德育效果。

（2）健身功能。健身功能是体育的基本功能。健身功能的实现依赖于终身体育的坚持，更对发挥体育其他功能有着深远的影响力。具体来讲，其功能主要体现在三方面：①健康合理的体育运动可以促进人体骨骼和肌肉的生长发育和血液循环，提高心脏功能；②坚持体育锻炼，可以促进人体呼吸系统、心脑血管系统、运动系统等发育与完善；③可以促进人的心理健康发展。

（3）经济功能。体育经济主要是以体育活动有关的基础设施为基础，将体育活动同经济活动紧密联系起来，从而促进国民经济的发展的经济类型。身体素质、文化素质、道德素质、心理素质等是构成人的素质的主要方面，其中，身体素质是人素质的核心，是人类开展社会生产活动和文化活动的基础，而较好的身体素质和坚持体育活动和锻炼密切相关，也就是体育活动健身功能的发挥情况与身体素质的正相关关系。简单来讲，体育活动与体育锻炼能够增强人的身体素质，可以保障人在身强体壮的状态下积极参与社会生产，从而推动社会经济发展。同时，体育发展与经济进步又是一脉相承的关系，体育的发展离不开强有力的经济支柱，而经济的发展同样离不开体育的功能发挥，二者相互配合、相辅相成，共同促进了国民经济的发展。

（4）情感功能。体育活动的价值取向之一，在于服务人们的休闲娱乐，通过体育的竞技性来调节人际关系。同时，体育赛事的竞技性同样会影响人的心理平衡状态。

（5）娱乐功能。无论从人的生理、心理需求，还是从社会化的发展需要来看，娱乐都是人们精神生活中不可或缺的重要内容。而体育本身就是一种带有休闲娱乐属性的活动，既能丰富人们的业余生活，又能陶冶人的情操。

（二）体育与身心健康

1. 体育与身体健康

（1）提高人体各项功能。每天进行适当的体育锻炼，能够增强体质，让人保持活力，对身体健康有极大的好处。因此，需坚持体育锻炼。长期坚持体育锻炼的人比缺乏锻炼的人的身体健康情况要好很多，尤其是心脏、运动功能，还有循环系统等健康指标相对更加理想。

（2）加快人体新陈代谢。体内细胞受运动因素的影响，会提高对糖的摄取力，同时增加储存肌糖原、肝糖原，因此体育锻炼能帮助人体加速对糖的吸收。人体内的脂肪积聚大量的能量物质，受到氧化作用，会加速分解，并且释放大量能量，等同于两倍的蛋白质或糖，加强体育锻炼，有助于消耗人体内多余的脂肪，形成肌肉，不仅强健身体，还可以让人更有力量。

2. 体育与心理健康

（1）改善人的情绪状态。情绪会影响人们生活和工作的状态，是心理情感的外在表现。保持健康的情绪，既需要自我调节，还要不断释放压力，而体育锻炼无疑是简单又有效的方法。人体在剧烈运动的状态下，会大量排汗，给人一种喜悦、愉快的感觉，降低不安和紧张的情绪，让人心情舒畅而平和，因此对人的心理健康有很大的好处。

（2）提高人的智力水平。体育活动，能够给大脑提供充足的氧气，使大脑更聪明，思维更敏锐，并可增强记忆力和注意力。智力因素对普通人的影响并不大，但经过长期锻炼，能激发开发智力，从而拉大智力上的差距。

二、体育教学思想

（一）以人为本体育教学指导思想

以人为本体育教学指导思想是在西方人本主义思潮的影响下产生的，后传入我国，并成为我国体育教学思想体系的一部分。在这一体育教学思想的指导下，我国体育教学进行了有效的改革，即肯定了体育在育人方面的重要作用，强调尊重学生在体育教学中的主体地位，切实调动学生参与体育教学的积极性和主动性。

第一，充分尊重学生在体育教学中的主体地位。传统的体育教学是"以教师为中心、以教材为中心、以课堂为中心"的，这导致学生的主体地位被忽略，学生的主体作用得不到充分发挥，学生参与体育教学的积极性和主动性自然不高。要改变这种情况，必须要使学生从"要我学"的被动地位转变为"我要学"的主动地位。而以人为本体育教学指导思想就要求学校在开展体育教学活动时，必须要以学生为主体，确保每一个学生在体育学习中都能够有所收获。为此，学校在具体开展体育教学活动时，必须尊重学生的人格，承认学生在个性、身体素质以及学习能力等方面存在的差异，从而因材施教，确保每个学生都能积极主动地参与到体育学习之中。

第二，充分尊重体育教师在体育教学中的主导作用。学校体育教学活动的开展，必须在体育教师的组织下进行。因此，体育教师的思想水平、业务水平和工作能力等，会对体育教学的效果产生直接且重要的影响。为此，体育教师应不断充实自己的体育理论知识，提高自己的体育运动技能，丰富自己的体育运动经验，并重视研究体育教学大纲、体育教材以及体育教学的方法、手段等，以便能够在体育教学中充分发挥主导作用，确保体育教学的顺利开展并取得理想的效果。

第三，科学构建体育教学的评价体系。传统的体育教学在开展教学评价时，评价方式比较单一，评价内容也比较固化，因而评价的结果不够客观、准确，影响了体育教学的进一步发展以及学生的全面发展。而以人为本体育教学指导思想要求学校在开展体育教学评价时，必须运用多样化的评价方式，而且要尽可能保证评价内容的多元性与全面性，从而能够发现学生的运动潜能，帮助学生建立学习体育的自信心，继而确保每一个学生都能够在体育学习中有所收获，有所提高。

（二）健康第一体育教学指导思想

传统的体育面向过军事，面向过劳动和生产力，也面向过精神的培养，还曾经面向过竞技等。而健康第一体育教学指导思想的提出以及其对体育课程和教学的改革的指导，说明体育要面向生活，面向人的健康和幸福生活，面向终身体育。需要注意的是，这里所说的健康绝不只是指学生现在的健康，而是学生一辈子的健康生活。

第一，重视培养学生的体育兴趣。在体育教学中，要贯彻健康第一的体育教学指导思想，实现体育教学的目标，推进体育教学改革，最为重要的一点就是培养学生的体育学习兴趣。就目前体育教学改革来看，培养学生的体育兴趣，就是培养学生玩的能力，学生喜欢玩就是有兴趣，不玩就没有兴趣，这是一种误区。大多数学生对体育运动表现出浓厚的兴趣，而对体育课却兴趣不大，这里有体育教师的问题，有理论引导的问题，也有教学改革的问题。此外，自发的兴趣每个人都有，自觉的兴趣却不一定，所以体育教师要重视引导学生的自发兴趣。

第二，重视对体育教学方法进行改革。对传统体育教学的教学方法进行分析会发现，其主要采用的是"刺激—反应—再刺激—再反应"的模式，目的是让学生在体育考试中能够达标，对体育是否能促进学生的全面发展则未予以足够重视。事实上，体育教学最主要的目的就是促进学生的全面发展，包括增强学生的体质、丰富学生的体育理论知识、提高学生的体育运动技能、培养学生良好的体育锻炼习惯、提升学生的思想品质和意志品质等。因此，学校在开展体育教学时，必须积极探索更为科学的体育教学方法，以确保体育教学目的的实现。

第三，切实落实学生体质健康标准。在开展体育教学时，只有严格遵守体质健康标准，才能真正达到增强学生健康的目的，从而使学生终身健康的意识和行为得到升华。

（三）终身体育指导思想

终身体育是终身教育的一个重要组成部分，指的是在人的一生中都要进行身体锻炼和接受体育教育与指导。终身体育思想的终身性指的是在以终身体育教学思想为指导来开展体育教学时，必须根据个体生长发育、发展和衰退的规律和阶段性特征引导其进行科学的身体锻炼，并养成终身锻炼的思想，以便能够终身受益。

第一，积极培养学生的终身体育意识。在体育教学中运用终身体育思想时，必须重视培养学生的终身体育意识。为此，要重视端正学生的体育学习态度，使他们建立正确的体育学习目标，形成长远的、持久的学习动机；要重视培养学生的体育锻炼习惯，并引导学生将体育锻炼的习惯延续到校园生活以外；要重视培养学生的体育素质，并要以健身为目标，将素质、技能、知识、能力等教育内容渗透到学生终身体育意识的培养中。

第二，不断丰富和拓展体育教学的内容。不断丰富和拓展体育教学的内容，对于培养学生的终身体育观念也有重要的作用。具体来说，体育教学内容的丰富和拓展能够使学生始终对体育运动保持较大的兴趣，从而更加积极、主动地参与到体育教学之中。这对于学生终身体育意识的养成来说也是十分有利的。

第三，积极引导学生将自我发展与社会需要有机融合在一起。终身体育着眼于人一生中各个不同的年龄阶段、不同的生活环境、不同的职业特点来选择相应的锻炼方法和内容，进行不同形式的身体锻炼，以保证终身受益。而学校体育教学正是为未来扮演不同社会角色的学生提供了一个良好的参与体育的契机，指导其参与体育锻炼，以便进入社会后能更好地适应社会。因此，终身体育不仅要促进学生在学校的发展，还应充分满足社会发展对学生未来的发展需求，这就要求体育教学应重视学生的当前和长远发展。为此，在开展体育教学的过程中，必须积极引导学生将自我发展与社会需要有机融合在一起。

第四，重视提升体育教师的综合素质水平。终身体育思想能否在体育教学中得到有效运用，与体育教师的综合素质水平高低有着密切的关系。因此，必须重视提升体育教师的综合素质水平，确保体育教师能够不断提高教学质量。

（四）创新教学指导思想

21 世纪是知识经济时代，这种经济是以不断创新的知识为主要基础，它依靠新的发现、发明、研究和创新，并建立在知识的传播、转化和应用的基础上，是一种高度智力化的经济，其核心在于创新。这一切又深深扎根于教育的基础之上，因此，实施创新教育就是时代的呼唤。此外，迎接世界科技发展的挑战，实现民族的伟大复兴，关键在于人才，而人才竞争的关键又在于教育，因此教育必须不断改革、创新、调整，这是素质教育思想的根本所在。也就是说，我国要推进教育改革，就必须要遵循创新教学思想。

第一，充分尊重学生在体育教学中的主体地位。体育教学应在尊重教师主导性的同时，充分尊重学生的主体地位，这就要求体育教学要以学生为本。以学生为本则要求体育教师激发学生的求知欲，调动学生自学的积极性，尊重学生的主动性，让学生能够自由地茁壮成长。

第二，借助于灵活多变的教学方式来增强学生参与体育运动的兴趣。

与文化课相比，体育课呈现出一些独特的特点，即更加形象、更加直观、更加生动、更加富有趣味性。此外，体育教学课堂是比较灵活的，体育教师可以依据教学课堂的实际情况，借助于游戏、比赛等来丰富教学的内容，同时促进学生参与课堂教学的积极性和主动性。因此，体育教学的方法绝不能是单一的、固定的，必须要具有灵活性、多样性和变化性。

第三，积极鼓励学生进行创新。有一些体育教师认为，鼓励学生创新是文化课教师的任务。这种认识是错误的，原因在于，体育教师在开展体育教学活动时，也需要鼓励并引导学生用新的思维对已经学过的体育知识和体育技能等进行重新审视，以便学生能够不断优化自己的体育知识结构、完善自己的体育技能、形成新的认知理论和认知方法。

第四，将对学生创造力的培养延伸到课堂之外。一节体育课的时间是有限的，仅仅依靠课堂教学来对学生的创造能力进行培养是完全不够的，而课外的时间相比课堂时间来说要多很多，而且课外有着更为广阔的空间来供学生进行实践。因此，体育教师必须充分利用课外的空间和时间来培养学生的创造力。此外，将对学生创造力的培养延伸到课堂之外，也有利于培养学生的终身体育意识。

第二节　体育教学的目标及环境

一、体育教学的目标

（一）体育教学目标的结构

1. 体育运动教学目标的外部特征

（1）体育教学目标的层次。体育教学目标是有层次结构的，而且不同的层次结构在功能方面是有一定差异的。体育教学目标的层次结构又有横向与纵向之分。

第一，体育教学目标的横向层次。体育教学目标的横向层次，从实质上来说反映了各种具体的体育教学目标之间的关系。具体来说，体育教学目标从横向角度大致可以分为知识目标、体能目标、技能目标和情意目标。这几个方面的既定目标是相互独立又有一定联系的，对总体育教学目标的实现发挥着重要的制约作用。

第二，体育教学目标的纵向层次。体育教学目标的纵向层次，从实质上来说反映了体育教学目标的上下层次关系。具体来说，体育教学目标从纵向角度大致可以分为课程教学目标、水平教学目标、学年教学目标、单元教学目标、课时教学目标等。

（2）体育教学目标的着眼点。教学目标都是围绕着需要解决的问题来制订的，"需要解决的问题"便是教学目标的着眼点。只有切实明确了教学目标的着眼点，所制订的教学目标才能更有针对性和可操作性。基于此，学校在制订体育教学目标时，要明确需要解决的教学问题。

2. 体育教学目标的内部要素

（1）条件。条件是决定目标难度的因素，在规定目标难度和学习进度时，可以利用目标中条件因素来进行变化。以排球垫球来说，目标"自己抛球后将球垫起"和"接垫同伴隔网抛来的球"在难度上是不同的，而使难度不同的是垫球的条件。

（2）标准。在对目标的难度进行改变时，标准也是一个十分重要的因素。以排球垫球来说，目标"垫出的球要达到2米的高度，并落到本方场地中"和"垫出的球要达到3米的高度，并落到本方场地的前半场"在难度上是不同的，而使难度不同的是垫球的标准。

（3）课题。在对目标的难度进行改变时，课题也是一个十分有效的因素。一般来说，课题是通过改变动作形式（运动课题）来使目标的难度发生改变。

（二）体育教学目标的功能

第一，定向功能。体育教学目标是对体育教学目的的反映，在体育教学的开展过程中，体育教学目标发挥着方向性的作用，即体育教学活动是在体育教学目标的指导下开展的。因此，体育教师在开展体育教学活动时，必须要以体育教学目标为指导。

第二，激励功能。就体育教师来说，当体育教学目标确定之后，会激励其为实现这一目标而全身心地投入体育教学工作，并在工作中始终保持较高的热情，以确保体育教学目标能够实现。就学生来说，当体育教学目标确定之后，会激发其参与体育教学活动的兴趣和积极性，这对于体育教学取得良好的效果具有积极的意义。

第三，规范功能。体育教学相比其他学科教学来说，要更为复杂。再加上新课程标准对体育教学提出的新要求，使得体育教学的难度进一步加大。在此影响下，一些体育教师在开展体育教学活动的过程中，很可能会出现无法保证体育教学的科学性的现象，继而导致体育教学无法取得理想的效果。要避免这种情况的发生，一个有效的举措便是让体育教师确实明确体育教学目标的规范作用，即要切实依据体育教学目标来选择教学内容、实施教学行为等，以确保体育教学的科学性和有效性。

第四，评价功能。所谓体育教学目标的评价功能，就是以体育教学目标为标准来评价体育教学活动的效果。比如，足球课程教学的目标之一是让学生掌握足球运动的相关知识与技能，那么在评价足球教师是否完成了教学活动时，就需要考虑其所教授的学生是否掌握了相关的足球运动知识与技能。

二、体育教学的环境

（一）体育教学环境的基础内涵

人受不同的环境影响产生不同的行为特征。环境可分为社会环境和自然环境，其改变可对个体乃至社会造成极为重要的影响。在体育教学活动中，外在环境同样可以作为评价教学质量的指标，影响体育教学活动的顺利开展和学生的身心健康培养。具体来讲，教学环境是一个由多种因素构成的复杂系统，对于促进教育计划的制定、教学活动的开展以及教学结果的评价具有重要意义。教学环境联系着学科的形成和发展。作为教学环境中的一种，体育教学环境是一种特殊的人类生存环境，良好的体育教学环境可以促进学生和教师身心健康的发展，学生不仅可以从中提高体育学习能力，教师也能够利用其顺利组织体育教学活动。另外，体育教学环境因其多样性、复杂性的特点，其实施需要综合考虑实际情况和客观条件。

与其他学科不同，体育学科的上课场所具有多变性。对于体育教学活动来讲，学生和教师参与的场所大多在室外，且需要具备一定的体育教学器材和教学硬件设施，并且要求学生积极参加到活动中去。体育教学环境具体可以分为人文层面环境、物质层面环境。就人文层面环境来讲，体育教师需要充分考虑学生的实际条件来开展教学活动，充分提高学生参与的主动性和积极性，并且给予人文关怀，合理安排教学时间、教学内容；就物质层面环境来讲，体育教师应为学生营造良好的体育学习场所，并且为学生提供比较完善的体育教学设备和器械，促进学生身心健康发展。

（二）体育教学环境的主要特性

1. 体育教学环境的复杂性

体育教学环境相对于其他学科教学环境，影响因素更为复杂和多样，这也是其与其他学科教学环境有所不同的原因之一。详细来讲，体育教学活动的场地大多选择在室外，而极少选择在室内，因此，这种特征也就决定了体育教学环境的复杂特性。除此之外，体育教学环境还可能受到校风、班风、体育文化氛围、师生关系、气候条件以及地理条件等外部条件因素的影响，因此环境更加复杂。

2. 体育教学环境的动态性

体育教学环境具有开放性和多维度的特点。通常来说，体育教学环境的设计是根据学校实际情况和提前制定的教学目标、计划专门组织开展的一种全天候动态变化环境，并且最后再进行选择、论证和加工处理，将环境影响因素统一整合，从而使其能够系统、集中地发挥作用，促进体育教学活动顺利开展。

（三）体育教学环境的设计原则

1. 整体化和协调化原则

教学环境设计过程当中涉及很多方面，所以在进行教学环境的设计时要从整体角度出发，注重不同方面之间的协调，也就是要按照整体化原则以及协调化原则展开相应的设计工作。教学环境设计的主体是学校和教师，因此要求学校和教师认真分析、综合规划，将不同的影响因素充分地考虑到设计过程当中，保证不同的因素可以协调发挥作用，最终设计出优秀的教学环境。

综合考虑教学环境设计的影响因素，需要学校的领导以及学校的教师观察学生的学习以及学生的生活。例如，应该注意师生之间的和谐关系的构建，应该注重学生之间的友好相处，应该注意班级教室的构造安排、班级风气的打造等。这些因素都是环境设计需要考虑的因素，而且不同的因素之间应该协调处理，与此同时，环境设计还要参考教育目标、美学目标。

2. 教育化原则

设计教学环境主要的目的是让学生有更好的学习环境，间接促进教学质量与教学效果的提升。因此，环境设计一定要体现出教育化原则，学校是学生学习的重要场所，教学环境设计过程中也主要把学校当作是设计对象，也就是说，教学设计应该针对有限的学校教学环境进行科学规划，要综合利用校园的各个空间，让学生能够感受到校园传递出的浓厚的学习氛围。

3. 自然化原则

教学是针对学生开展的，所以在进行环境设计时要综合考虑学生的心理活动以及学生的个性特点。在当今的学习时代，学生和自然环境的距离越来越大，学生在了解自然环境的时候也是从书本的角度进行的，为了让学生和大自然更亲近，在教学环境设计过程当中应该加入更多和自然景观有关系的要素，这可以让学生和大自然之间的关系更为亲近，而且大自然要素的增多也有利于学生身心健康的发展，可以让学生更好地释放学习压力、精神压力，可以让学生始终在相对轻松的心理环境下学习。

4. 人性化原则

教学环境设计是为了让学生有更好的学习效果、学习成绩，因此，在设计环境的时候要关注学生的需求，考虑学生的想法，也就是要体现人性化原则，要让环境设计符合学生的学习需要，让学生认为学习环境是舒适的。

5. 社区化原则

学生生活在校园当中，校园也是一个巨大的集体，校园存在于社区系统当中，因此，社区环境会影响着学校环境的发展，也会影响学校本身的发展。而且，当下非常提倡学校教育和社区教育之间的联合，非常注重学校环境与社区环境的一体化发展，所以，学校在设置教学设施的时候也会考虑周围的社区环境，而且学校不仅仅为学生服务，它还会为社区中的公民提供一些服务。在进行教学环境设计的时候要考虑社区环境，要考虑社区居民的需求，而社区环境也应该在设计的时候更多地考虑学校学生的需求，也就是说，二者要相互理解、相互考虑，通过联合的方式促进彼此的共同发展。

（四）体育教学环境的优化

"体育教学环境是学校体育活动中所需的多种客观条件的综合，对于体育教学活动的影响是巨大的。"① 对其进行优化有助于体育教学工作更好地开展。

1. 自然环境的优化

（1）自然环境对体育教学的影响。自然环境包含很多的因素，例如空气、阳光、水、树木、花朵、雷电、雨水、风雪等，这些自然因素都会影响体育活动的开展。例如，如果空气当中包含很多灰尘烟雾，可能会刺

① 张振丰，董亚玲. 论体育教学的环境 [J]. 体育成人教育学刊，2003，19（3）：75.

激人的鼻子、咽喉、眼睛，在这样的情况下活动就可能会引发咽炎、哮喘或者急性支气管炎。

如果人体在保持安静状态下，每小时大概会产生二十多公升的二氧化碳，但是，如果人体处于运动状态，二氧化碳的产生量就会增加，产出的二氧化碳以及运动过程当中排出的其他气体都可能会污染周围的气体环境。而且，一个教室当中如果有很多学生同时上课，那么一定会出现一些灰尘。如果运动场所是相对封闭的，而且室内环境温度相对较高，那么学生在运动过程中就可能感觉到非常的疲劳、心跳加快，很难在体育运动当中坚持过长时间，这会导致学生对体育活动失去兴趣，这不利于体育教学活动的开展。

学生在参与体育教学活动的时候，会因为外在环境当中气压或者温度的变化而发生心理状态、生理状态的变化。通常情况下，体育教师会在10：00后开展体育教学，如果学生参与教学的时候运动环境温度是比较高的，感受到过于强烈的紫外线照射，那么学生就会感觉心跳和呼吸加快，而且会口干舌燥，无法将注意力始终放在运动过程当中，很容易就出现身体疲劳。如果学生的身体没有办法调整这样的发热变化，那么学生就可能会中暑，出现热痉挛的现象。

如果学生在参与体育教学活动的时候，环境温度很低，那么学生就会选择穿更加厚重的衣服参与运动，虽然达到了保暖的目的，但是对于体育锻炼活动的开展却有不好的影响。而且环境寒冷的情况下，肢体关节就会变得僵硬，关节很难展现出更好的弹性或者更好的延展性，这会使得学生身体疲劳，也容易受伤。除了温度会影响运动过程之外，气压也会影响运动过程，气压比较高，心脏承受的压力就比较大，集体活动的开展效率就会比较低。如果外在环境沙尘比较大、风比较大，那么也会刺激学生的喉咙，容易导致咳嗽或者咽喉痛。

如果在上述提到的环境当中开展体育教学活动，那么学生就没有办法集中注意力，没有办法做出准确的判断，进而就会导致学生对体育学习的兴趣变低，不利于体育教学活动的开展。

（2）体育教学自然环境的优化策略。一般情况下，如果学校所在的地理位置不同，那么学生面临的自然环境也会有所差异，自然环境对教学产生的影响也就是不同的。学校可以积极利用自然环境的优势，以此来弥补自然环境当中的不足之处，进而为学生提供更好的教学环境。学校在对自身的自然环境进行分析和考量的过程当中，可以很快地找到自然环境具有的优势。

想要为学生提供更好的体育教学环境，那么学校需要致力于构建室内体育场馆或者风雨操场，这样才能避免恶劣环境对体育教学活动的影响，不仅如此，还应该在场地周围建设更多的绿植草地，这样既可以让运动场地的空气质量得到明显的改善，还能为学生遮挡阳光，并降低环境的噪声污染，而且这样绿色健康的环境也会让师生的教学氛围更加愉悦。体育教学过程当中可以选择的教学方法或者教学内容是很多的，教师可以根据自然环境灵活地为学生选择适合的运动方式，教师选择具体活动的时候要避免学生活动的开展在极限环境当中进行，还要注意培养学生对体育运动的兴趣。

2. 设施环境的优化

（1）合理布置场地和器材。合理配置教学设施可以让学生的身体以及学生的心理得到更好的发展，可以让教学取得更好的效果，还可以让学生为体育运动投入更多的精力。例如，在进行体育活动的时候，学生会看到体育场地的各种器材，如果体育场地的环境是非常整洁的、非常干净的，那么学生也会想要快点加入体育活动，但是，如果场地是比较杂乱的，那么学生可能就会抗拒参与体育活动。

除此之外，在体育器材投入使用之后会产生一定的磨损或者是老化，有一些需要螺丝连接的体育器材也可能出现螺丝松动，这会对体育活动的开展产生一定的安全威胁，所以，需要注重运动设备的维护，要经常检查运动场地是否有安全的隐患。教师还要对老化器材或者磨损器材进行定期保养，只有教师做到了日常检查、日常维护，学生参与体育活动的安全才有保障。

（2）完善体育场地设施条件。通常情况下，体育课的开展需要依赖室内场馆，所以，室内场馆的照明设计、采光设计或者声音设计都会影响到教学活动的效果。如果场馆内部光线比较暗，那么学生很难看到教师写在黑板上的体育知识，这会直接影响学生知识的吸收和理解，进而会影响到体育学习的效果。如果场馆内部的光线非常强烈，那么就可能会导致反光现象的出现，这会导致学生运动过程当中视力受到影响，最终的教学效果也没有办法提升。

除此之外，学校应该为学生提供安静的室内场馆学习环境，避免噪声的影响，这样学生才能集中注意力，才能在最大程度上避免噪声对其注意力的集中产生的不良影响。如果学生的注意力没有办法集中，那么学生就容易产生运动疲劳，而且情绪波动也会更大，难以稳定开展体育活动，有的时候甚至会攻击他人。如果是在室外开展体育活动，那么噪声的影响是一定存在的，学校应该想其他方法尽量为体育教学活动的场地提供更为安静的环境。

（3）搭建体育场地设施色调环境。体育教学环境的色调也会对教学效果产生一定的影响。一般情况下，色彩会影响到学生的心理状态或者情感状态，如果色彩是红色的或者深黄色的，学生更容易处于激动状态；如果色彩是绿色的或者蓝色的，学生可能会感觉很轻松。也就是说，相比之下，暖色调更容易激发学生的兴趣，例如，在双杠运动当中学生更喜欢红色的双杠，而不喜欢木制的双杠。体育设施本身设定的颜色以及学生体育运动服装的颜色也会对教学效果产生影响，如果班级着装比较统一，那么班级学生在体育活动当中的凝聚力就比较强。

3．人文环境的优化

（1）体育教学组织环境的构成与优化

第一，体育教学组织环境的构成。体育教学组织环境当中的重要构成因素是班级规模，一个班级的规模大小会直接影响学生在体育活动当中的学习动力，也会直接影响学生的体育学习成绩，体育教学效果也会受到直接影响。我国教学一直提倡的是小规模教学，在小规模教学当中，教师负责的学生更少，每个学生获得的教师的关注就更多，当师生之间的比例比较低的时候，教育水平更容易提升。

体育教学组织环境使用的队形编排方式是至关重要的，课堂当中师生之间使用的沟通方式、信息传递方式、教学内容、教学方式都会受到来自队形编排方式的影响，也就是说，师生活动会受到队形编排方式的影响。

校风代表的是一个学校的精神风气，它会从心理角度对学生产生作用、对教师产生作用，也就是说，它作用的发挥是隐性的。校风的产生是学校内部师生共同努力之后创作出来的集体性行为，需要学校当中的学生、教师以及其他人员共同努力。校风是看不见的、摸不着的，但它又通过环境的方式影响于学生、作用于体育活动的开展。

班风指的是一个班级当中成员在长期交流、长期共同生活的情况下产生的能够代表整个班级的心理倾向。班风可以凝聚整个班级的力量，班级成员会把班级目标当作自己发展的任务，会为了班级目标的达成而努力。如果班风是优秀的、良好的，学生也会更愿意进行交流探讨，在优秀的班风的影响之下，学生可以形成正确的人生观念，这样的班风也有助于学校或者班级开展各种各样的活动。通常情况下，良好的班风，包括勤劳刻苦的学习精神、热爱劳动的奉献精神、关心同学和乐于助人的团结精神、友爱精神等。

一个学校的体育教风会影响到学生体育能力的形成，也会影响到学生体育意识的建立，教师可以使用陶冶、启发、感化或者暗示这样的教育机制，让教风慢慢地引导学生形成良好的体育意识，慢慢地培养学生的体育能力。集体舆论可以对一个学校教风的形成产生积极的引导，但是，如果集体当中存在不健康的风气，那么学生也会受到这种风气的影响，导致学习注意力不集中，学习意识难以形成，消极参加体育活动，进而会导致体育教学效果降低，而且学生也很难在课后严格要求自己进行体育锻炼。

第二，体育教学组织环境的优化。在体育课堂教学过程当中，无论是教师还是学生，都会受到来自队形编排角度产生的影响。例如，在信息交流过程当中，队形编排就会影响到体育教学信息交流的具体范围，也会影响到体育教学信息交流的方式。在开展室外体育课的时候，教师通常会使用横排队形，这可以让教师和学生面对面交流，也有利于教师向学生传递更多的体育教学知识、教学信息，这种信息传递模式是单向的。在此基础上还有双向的信息传递模式，这种模式虽然可以让师生之间很好的交流信息，但是，却会在一定程度上不利于学生之间的信息交流、信息沟通。

当下社会环境变化迅速，在这个环境当中成长起来的学生成熟的速度明显加快，和之前的学生显现出了较大的不同。同时，学生之间的信息交流会对学生的学习成绩产生直接影响，当学生年龄越来越大时，信息之间的交流对他们成绩的影响也越来越大，很多时候甚至连教师的帮助都没有办法避免这种影响或者降低这种影响。所以，要求教师需要综合分析学生的特点，然后根据学生的需要设计课堂队形，充分利用不同队形具有的不同优势来促进师生之间、学生之间的交流沟通。

如果校园内充满了温馨的气氛、文明的气氛、积极的气氛，那么学生的成长也会受到积极的、正向的影响，学生会养成良好的学习习惯和正确的价值观念。也就是说，建设出优秀的校风之后，学生无论是成绩提升还是个人成长都会得到有效助益。而且，在持续的校园氛围的影响下，师生的日常生活也会发生一定的改变，会形成更好的工作习惯、学习习惯。另外，学校也可以通过良好的校园氛围的作用更好地进行校园建设，一个学校良好的体育校风除了影响师生的习惯之外，还能够影响他们思想意识的发展。

环境在影响人的发展的时候是通过渗透的方式影响的，尤其是对人思想意识的影响是潜移默化的，当下学校体育教学建设出了优质的教学环境，在这样的环境当中，学生也受到了浸润，养成了优秀的学习习惯、行为习惯。而且，在这样优秀的环境的影响下以及教师的引导之下，学生可以慢慢地改变之前养成的不正确的行为方式、生活方式，长此以往，学生的学习成绩也会有明显的提升，这就是群体的力量。例如，在学校组织的体育竞赛活动当中，有很多优秀的选手可以获得优异的成绩，这样的选手就可以带动其他的学生更好地参与体育活动，积极发挥带头的作用。学生在学校良好的氛围的帮助下会更加积极努力地学习，这样的氛围也更有助于学生养成开朗的性格，不仅如此，体育竞技过程当中竞技的魅力也会吸引学生，会让学生在不断地训练当中提高自身的毅力，养成坚韧不拔的性格。

（2）体育教学心理环境的优化

第一，学校体育文化。在社会经济水平不断提升、社会文明不断进步的情况下，文化得以形成，并且不断完善。文化代表一个民族的文明发展，校园体育文化也是一样的，它代表校园体育的发展。

学校想要改变校园体育文化环境，那么必须在学校内树立正确的体育思想意识，学校的所有领导人员、教师需要以身作则，发挥带头作用，引导学生养成正确的体育文化思想，摒弃那些不正确的、负面的文化信息。学校应注重学生在体育方面的素质培养，在教学计划当中加入和健身有关的课程。除此之外，学校也应注重培养学生的体育素养，让学生养成正确的体育思想意识，让学生了解更多的体育知识、体育资讯，从而为校园体育文化优秀氛围的构建打下坚实的基础。

第二，课堂气氛。体育课堂气氛也可以被称作体育心理气氛，它指的是学生在体育课堂当中反映出来的情绪，课堂气氛的产生受到师生互动的影响，师生互动的情况会导致学生情感出现波动，情感变化也会影响最终的学习效果。虽然体育教学没有把课堂气氛当作是重要内容，但是它却极大地影响了体育教学效果。课堂气氛涉及的影响因素是比较多的，比如说师生之间的关系影响、课堂环境影响以及学生自身的情绪波动产生的影响等，这些因素共同作用之后就形成了体育课堂气氛。

想要构建出优秀的课堂气氛，那么体育教师和学生都要积极努力。气氛构造过程当中教师是主导，可以对课程知识的学习速度、知识的学习数量进行把控。也就是说，教师控制着整个课堂气氛的走向。教师应该从学生的角度出发为学生构建适合他们的学习氛围，激发他们对体育学习的主动性、积极性，然后以学生学习伙伴的方式引导学生、鼓励学生提出他们对课堂的不同想法。教师可以参考学生的反馈意见对接下来的体育教学计划进行调整，教师也应该设置自由讨论环节，尊重学生的意见表达，让学生自主进行结果的探讨，让学生感觉课堂学习是自由的。

除此之外，课堂也应该充满灵活性，教师应该鼓励学生积极发言、活跃发言，这样课堂气氛就会被调动，与此同时，教师要注意上课过程当中情绪的控制。情绪控制包括教师个人的情绪控制以及学生的情绪控制，只有情绪在合理的范围内波动，课堂气氛才能是和谐的、融洽的。教师对学生的信任和鼓励会让学生更有自信，让学生更相信教师，更积极地参与课堂活动。

（五）体育教学环境的自我调控

1. 关注体育教学环境整体布局

体育教学环境涉及物质构成因素，涉及心理构成因素，涉及有形的、无形的构成因素。所以，需要对这些因素进行调控，进行调控的时候要有全局观念，要从整体角度出发去协调，这样才能真正发挥出教学环境具有的积极作用。在进行教学环境调控的时候，最先注重的是整体布局，综合考虑体育教学过程当中的场馆建设、设施配置、环境绿化、器材设置、人际关系、氛围建设、工作因素，然后结合学生需求去细致地协调不同因素，让最后的教学环境整体布局既符合学生需要，又符合心理学基本原则要求、教育学要求以及美学要求。在这样的整体把控、科学协调之下，教学环境一定能够发挥积极作用，塑造出符合体育发展要求的学生。

2. 关注体育教学环境当中强势因素的具体作用

环境对人的行为产生的影响是巨大的，环境有诸多属性、诸多特性，不同的特性产生的影响也是存在差异的，如果在体育教学过程当中要强调体育教学环境的调控，那么需要将某些明显的体育教学环境特征突出出来，这样环境产生的影响力会更大，师生的行为也会受到更大力量的影响而发生更大的、更加积极的变化。例如，在体育馆、训练室或者是体育图书资料室的入口处可以悬挂一面镜子，这样可以提醒师生时刻注意自己的仪容仪表，时刻约束自身的行为；在体育馆的走廊门口或者场馆内部比较明显的地方可以悬挂名人名言或者体育格言、体育标语，这样都可以激发学生对体育教学活动的兴趣，拓宽学生的体育视野，可以让学生更加主动地参与到体育活动当中。

3. 关注教师和学生的主体作用

就体育教学环境的调控来讲，教师具有的作用是至关重要的，教师本身就是教育者，本身负责的就是体育教学过程的调控，所以教师应该在环境调控方面发挥积极作用。但是，只强调教师的作用是不够的，还应该发挥环境调控当中学生的主体作用，学生是体育学习的真正主人，也是体育教学当中的重要参与者，教师创造良好的体育教学环境也是为了让学生更好地参与体育活动，获得更好的学习效果。

如果学生能够积极地参与到体育教学环境的调控中来，那么学生会把自己当成体育学习的真正主人，会自觉维护体育设施，自觉地遵守教学秩序，并约束自己的行为。同时，教师需要激发学生参与体育教学环境调控的积极性、主动性，让他们感受到自己在体育教学环境调控当中的责任和义务，这样教师建设出来的体育教学环境才能真正得到长久稳定的维护，也只有这样建设出来的体育教学环境才能慢慢地优化、慢慢地完善，变得越来越和谐、越来越优美。

　　体育教学通常是在开放的环境当中开展，所以它受到的来自教学环境的影响也更为直接、更为明显。在当下的社会当中，学校进行体育改革的时候，需要重点关注教学环境的改革，因为教学环境能够直接展现一个学校的体育方面的教育特色。除此之外，教学环境的良好建设也有助于体育教学的持续开展。

第三节　体育教学内容及其开发

一、体育教学内容

　　体育教学是指以教授体育为目标，通过身体训练、运动技能学习、教学竞赛等方式，在学校教授体育知识和相关技能。"体育教学内容是实施体育教学的载体，是学校教育培养全面发展型人才的知识性媒介和工具之一，是保障实现体育教育目标和完成体育教育任务的重要因素。在体育教学中，其上承体育教学目标，下启体育教学方法，与体育教学的其他诸因素均有直接关系，因此，从一定程度上来说，体育教学内容是体育教学的核心。"①

（一）体育教学内容的分类

1. 以运动项目分类

　　以运动项目分类是一种最常见的分类方法，它是按照运动比赛的名称和内容进行内容分类的，如篮球、足球、田径、体操、武术、游泳等，这种分类的优点是它与社会上进行的体育运动相一致，在名称和内容上容易

---

① 　冉世宇 . 高校体育教学内容的改革 [J]. 百科论坛电子杂志，2020（15）：1812.

理解。

2. 以内在功能分类

（1）以健身功能进行分类的方法。由于不同运动的形式、运动量特点都有很大的不同，因此用运动对人体的促进作用（健身性）来进行分类也是可行的，或者说是按身体素质的形成来进行分类的方法。这种分类的特点是：它在发展学生身体方面分类明确，有利于完成锻炼学生的任务和帮助学生认识各运动项目与身体发展之间的关系。

（2）以形成身体基本活动能力功能进行分类的方法。以形成身体基本活动能力功能进行分类的方法是在实践中比较常见的一种分类方法，它是以人的走、跑、跳、投、攀、爬、钻、涉水等动作技能来划分体育教学内容的。这种分类方法的优点是有利于发展学生的各种动作和活动能力，不受成型的运动项目的限制；有利于组合教材，特别适合对低年级阶段的教学内容进行分类。

（3）以娱乐性进行分类的方法。因为大部分体育运动是从娱乐项目中发展起来的，因此可依据娱乐性来进行比较妥当的分类，这种分类的特点是有利于把握运动中的乐趣特点，有利于根据这些特点（也是学生心理的追求）进行教材化，使学生愉快地进行学习，并有效地把握娱乐的方法，使学生领会运动的特点。

（二）体育教学内容的分析

1. 分析体育教学内容的目的、意义

体育教学内容的分析是解决"教什么"和"用什么教"的问题。"用什么教"和"教什么"是体育教学内容的两个重要方面，其中，"用什么教"是体育教学内容作为媒介的一面，而"教什么"是体育教学内容作为内容的一面。《体育与健康课程标准》已经明确了课程的目标体系，为体育课"教什么"指明了方向，而如果不去实实在在地研究"用什么教"，必然会使体育课程目标成为一纸空文，其结果会导致空谈体育课程的多种功能，而学生依然得不到实惠，使体育课程的改革成为华丽的"空中

楼阁"。因此，需要对体育教学内容进行详尽分析，充分发挥体育教学内容在体育教学过程中的载体作用。

"用什么教"是对教学素材的选择和加工，"教什么"则是对教材意义及价值的认识和处理。例如，教"前滚翻"是从许许多多体操动作中选出来的一个有代表性的连续体位变化的体操动作，而在教这个动作时，往往是想使学生掌握简单的滚翻动作，同时培养学生紧急情况下，落地缓冲的方法，增强学生的方位感和时空感，克服心理障碍，培养灵敏素质和对体育运动的初步认识等。体育教学内容具有特殊性和复杂性特征，在教授同一个教材时，有的教师这么教，有的教师那么教，有的教师强调技术，有的教师注重锻炼身体，有的教师侧重于教文化，有的教师教乐趣，有的教师教学习方法等，而一堂体育教学课是为实现具体的体育教学目标而实施的，因此有必要对体育教学内容进行分析，充分认识教材作为媒介和内容的整体作用，使体育教学内容的选择能为高效、成功、愉悦的体育课堂教学提供保障。

2. 分析体育教学内容的步骤

（1）分析体育教学内容的相关文化知识信息。体育教学内容是根据体育教学的要求从体育运动素材中精选而来的。每一种体育运动素材都有自己的起源、历史和发展现状。每一种体育教学内容本身都具有特定的文化知识信息。分析体育教学内容的文化背景，有助于体育教师更好地从教材中提取相关的文化知识，提高学生的体育文化素养。

（2）分析体育教学内容的功能。体育教学内容的最重要形式和载体是运动项目，通常具有非常丰富的内涵和多样化的潜在功能。对体育教学内容功能的挖掘，既要全面，又要准确，这样才能为体育教学目标的实现提供条件。对体育教学内容功能的分析主要依据体育与健康课程的四个学习方面，即运动参与、运动技能、身体健康、心理健康与社会适应来分析。在项目潜在功能分析中，既要分析该项目具有什么样的潜在功能，又要分析这些功能需要什么样的具有教学环境及活动条件才能转化为教育教学的效果。

（3）分析体育教学内容的特点。了解体育教学内容的特点是实施体育教学过程的关键环节，只有熟知体育教学内容的特点，才能设计出实效性高的体育教学组织形式、教学方法和教学媒介，并为最终教学任务的完成提供保障。对体育教学内容特点的分析主要从两个方面着手进行：一是分析该教学内容的优点，如有利于学生体能发展、学生的创新空间大，对教学场地、器材的要求低，安全性能高、教学组织简单等；二是分析该教学内容的局限性，如技能学习和掌握的难度大，对学生的体能要求高，趣味性较差，枯燥、乏味等。

（4）分析体育教学内容的重难点。教学的重点，通常称为教学的关键，是指完成某一个动作时最主要的环节，学生对这一最主要的环节掌握与否，会影响到整个动作的完成。

（5）分析体育教学内容的时代性。体育教学内容都具有明显的时代性，尤其是新兴体育运动项目体现了社会的某些流行元素和时尚气息，非常符合现代青少年的个性特点和价值取向。例如，街头篮球体育教学内容就非常明显的具有张扬个性、展现自我以及追求超越的特点。

（三）体育教学内容的目标与要求

1. 传统性体育教学内容的目标与要求

传统性体育教学是指用传统的教育方法对学生展开体育运动技能的训练。现代体育教学内容虽然由于时代的发展在不断地更新迭代，但是传统的体育教学内容在整个体育教学体系中仍然占据着不可替代的重要地位。

（1）体育保健。体育保健教学的目标：教授学生以卫生保健知识和原理，让学生通过这些体育知识，对体育教学有一个初步的认识，如体育对于人的成长的主要作用，体育学习对于个人、社会和国家所具有的重要意义，从而促使学生自主自觉地加入体育锻炼的队伍中来。体育保健教学的要求：体育保健教学内容的设定要以社会发展状况以及学生的实际需求为依据，并且要与后续的体育运动的教学实践相呼应。

（2）田径运动。田径运动教学的目标：通过田径运动的教学，让学生了解田径运动的基础理论和一般规律，掌握各项运动的基本原理和方法，这对于促进学生田径运动技能的掌握，以及促进学生认识到田径运动对于他们的身体素质的提升的积极作用都具有重要的意义。田径运动教学的要求：在过去的体育教学中，常常从竞技类运动的角度来分析和理解田径教学内容的作用，在新时代背景下，要求田径教学的内容设计和组织都应当从运动项目的特点、学生的适应度和文化背景、技能的运用范围等角度来综合考虑，而不是一味只追求运动项目的竞技水平。同时，田径运动的运动负荷一般都比较大，如果超出学生的负荷量则可能对其身体带来危害，因此为了保证教学和训练的效果，应当依据学生的体质和年龄特征对教学内容进行灵活调整。

（3）体操运动。作为一种重要的体育运动项目，体操运动在青少年群体当中具有极高的热度，其主要原因是操作简便，并且在维持人体各方面的平衡和健美的体型等方面具有非常好的效果。

第一，体操运动教学的目标。①让学生充分地了解体操运动文化，充分理解体操运动对健康的促进作用。②让学生掌握体操运动的基本原理和方法，帮助学生在日常生活的场景中通过体操运动来达到健身效果。③培养学生在体操运动中的安全意识，尽量避免在锻炼过程中发生意外伤害。

第二，体操运动教学的要求。体操对于提高身体的灵活性和协调性有着显著的作用，而且还能给学生带来较为理想的情感体验。这对于体操运动教学提出了一定的要求：①从学生体质健康、心理健康和竞技要求等方面来设定体操运动的教学内容；②注意教学内容的编制要具有一定的层次性，保障学生的运动能力和水平处于稳步上升的状态；③注意因材施教，根据学生不同的身体条件开展区别化的专项训练，保证从整体上提高体育教学的质量。

（4）球类运动。球类运动品种较多，主要包括篮球、足球、排球、乒乓球、网球等。球类运动的总体特点是充满了激情与动感活力，而且也具有较高的竞技性和趣味性，所以在青少年群体中很受欢迎。

第一，球类运动教学的目标。①让学生了解球类运动的基础知识和比赛规则。②让学生掌握球类运动的一些基本比赛技能、技巧。

第二，球类运动教学的要求。①球类运动一般都是群体性运动，因为参与人数较多，赛场上形势瞬息万变，应对的技巧也比较复杂，所以在安排球类教学的时候就不能总是只针对某一项技能进行教学而忽视了技能在具体竞赛情境中的应用，只有如此才能使学生更好地掌握球类运动的基本特征和核心要点。②注意教学内容的安排顺序要注意比赛实践的需求，在注重技能训练的同时，要着重培养学生的团队协作精神。

（5）韵律运动。韵律运动是现代女性特别喜爱的一种运动形式。它与其他形式的运动最大的差别就在于将舞蹈、音乐和运动完美地结合在一起，同时也糅合了舞蹈、健美操和健身体操的元素特征。

第一，韵律运动教学的目标。使学生了解韵律运动的基本特征，培养学生的节奏感和审美情趣，了解韵律运动的基本原则并掌握相关的技巧和套路；通过韵律运动的学习，帮助学生形成健康的心理状态、塑造优美的身体姿态。

第二，韵律运动教学的要求。①由于韵律运动具有较强的表现性，同时还可以塑造形体，对于服装、音乐的选择都有较高的要求，所以韵律运动的教学也要着重培养学生的艺术素养和审美意识。②通过韵律运动的学习要学会试着自己创编新的运动内容，因此要求学生要善于观察，勤于思考，注意自身创新能力的培养。

（6）民族传统体育。民族传统体育是一个民族发展历程的写照，集中体现出一个民族的精神和民族文化。

第一，民族传统体育教学的目标。①通过对学生讲解传统体育的历史渊源，促使学生对我国传统体育有更为深刻的了解，激发学生的民族自信心。②向学生教授一些民族传统体育的技能和技巧，既可以强身健体，同时也是对中华民族传统体育文化的一种传承和发扬。

第二，民族传统体育教学的要求。①在编排民族传统体育教学内容的过程中，要注意与现代性思维和生活方式相结合。②在传承民族传统体育文化精髓的基础上，也要考虑民族传统体育在现代生活中的实际运用。

2. 新兴体育教学内容的目标与要求

当今社会科技高速发展，人们生活水平大幅度提升，相应的，各国政治、经济、文化等方面也获得了许多新的发展，由此，许多新兴的体育运动项目逐渐兴起并迅速流行开来。

（1）乡土体育。乡土体育是体育教育改革和创新的产物，它们是由体育教学研究者开发出来的、具有健身效能和浓厚的乡土特质的一种新兴的体育课程资源。

第一，乡土体育教学的目标。乡土体育教学的目标是让学生对我国乃至全世界的一些民间体育和民俗风情产生一定的了解，并选择性地学习和掌握一些具有地方特色的乡土体育项目知识和技能，以让更多的人来了解和学习具有当地体育特色的体育运动项目和体育文化。

第二，乡土体育教学的要求。由于乡土体育主要来源于民间的自发形成，因此要特别注意其内容的文化传播功能，同时要注意其锻炼的安全性和规范性，吸取其中的具有文化意义和健身价值的积极因素，摒弃其中具有负面性的因素和不正确的练习方式。

（2）体适能与身体锻炼。为了促进学生的身心健康协调发展，部分具有较强针对性的锻炼方式被引入现代体育教学课堂。这些锻炼内容与运动项目的技能学习和训练完美结合，对于提升学生的身体素质和运动技能起到了更好的促进作用。

第一，体适能与身体锻炼教学的目标。通过体适能教学让学生掌握运动和身体锻炼的基本原则和方法，以此来帮助他们更加有效地提升运动技能。

第二，体适能与身体锻炼教学的要求。由于学习的对象是学生，因此教学要依据学生的年龄特征和他们的体质情况，遵循青少年体育运动的基本规律；另一方面就是教学内容的选择要注意符合国家的相关规定，并注意锻炼的科学性和时效性。

（3）新兴体育运动

第一，新兴体育运动教学的目标。通过新兴体育运动的教学，使学生理解流行体育的文化内核，激发学生对于体育运动的兴趣，并引导学生理解体育运动对于健康生活的意义，从而提升体育教学的效果。

第二，新兴体育运动教学的要求。①基于新兴体育具有较强的流行性印记，因此在选择这类体育运动项目作为教学内容时，需要考虑其是否符合体育教学的基本要求。②尤其要注意教学内容的安全性、文化性和实践性，避免出现任何不利于学生身心健康的内容。

（4）巩固和应用类课程

第一，巩固和应用类课程教学的目标。促进学生将体育运动的基础知识掌握得更加坚实和牢固，并能够积极与体育运动实践相结合，使得学生在体育运动技能方面获得较大的提升。

第二，巩固和应用类课程教学的要求。①将巩固应用类课程与具体的体育教学内容相结合，并且要对课程内容进行一定广度和深度上的拓展，同时提示学生该类课程主要的应用范围有哪些。②鼓励学生在对已学习的知识进行应用的时候充分发挥自己的发散性思维，积极创新。

（四）体育教学内容的特性

1. 实践性

体育教学内容以身体锻炼、身体练习、运动技术与技能学习、教学比赛等组织形式为主，身体活动是这些教学内容的共同特征。身体运动的实践性是体育教学内容最突出的特点之一。这里的实践性是指体育教学内容绝大部分都与由骨骼支持的身体运动实践紧密相关，受教育者本人必须亲身参与这种以大肌肉运动为特点的运动时才可能学会这些教学内容。体育教学内容中的知识学习和道德培养，也必须通过运动过程和体育学习情境氛围，通过运动中的本体肌肉感觉和情感体验才能最终获得，这是与其他学科教育内容最根本的区别。

2. 健身性

由于体育教学内容以身体活动为基本手段，体育教学必然会对身体形成一定的运动负荷。因此，在运动方法和运动负荷合理的情况下，体育学习和练习自然会对身体产生锻炼的作用与效果。虽然由于教学时间的安排、运动负荷的大小和多少、学习目标的优先顺序等各种因素而经常处于非自觉状态，但只要在选择、分析和设计体育教学内容时，根据受教育者不同的身心特点，将这些健身性的内容进行科学设计和控制，在体育教学中将以锻炼身体不同部位为主的内容进行搭配，在教学过程中对运动负荷大小进行合理安排，对每个教育内容的健身效果进行评价并反馈改进教学，就可以最大限度发挥体育教学的健身效果。

3. 约定性

体育运动项目或身体练习方式是在一定的时间、场地、空间或在专门器械上，按照约定的规则和程序进行的，如田径、郊游、沙滩排球、户外运动、沙地网球、平衡木、撑竿跳等。换言之，如果这些项目离开了特定时空的制约，内容和形式就会发生质的变化，甚至内容本身就不存在了。由于体育教学内容的时空约定性，使体育教学内容对运动的时空有很大的依赖性，也使场地、器材、规则本身成为体育教学内容的制约因素。

4. 层次性

（1）体育教学内容内在的层次性，即体育运动的内在规律使体育教学内容的技术与战术之间、内容与内容之间存在着由简单到复杂、由易到难的递进式的层次性，这种内在层次性可以相互联系和相互制约，例如篮球运动中的运球、传球等基本技术是篮球战术学习的基础，田径教学中的短跑教学内容是跨栏跑教学内容的基础等。体育教学内容的内在层次性是编制体育教学内容的依据。

（2）体育教学内容的外在层次性，即学生的生理、心理和社会特点等外在因素也具有递进式的层次性，这使得体育教学内容的安排应具备系统性、逻辑性并与以上层次性因素相适应。

5. 娱乐性

体育教学内容大多是竞技性的运动项目，参加者在这些运动过程中的学习、竞争、协同、挑战、表现、战胜、超越等心理体验和成就感、卓越感等，会产生愉悦的审美体验。当学生在教学过程中真正感受到这种愉悦的体验时，就会强化在体育教学中对运动乐趣的追求动机，这也是体育教学内容与其他文化课内容的主要区别。

6. 非逻辑性

体育教学内容与一般学科教学内容有所不同。体育教学内容没有一般学科教学内容之间比较清晰的由易到难、由简到繁的阶梯性结构，没有明显的从基础到高级的逻辑结构体系，其内容的排列不是直线递进式的，而是复合螺旋式的。体育教学内容主要是由众多相互平行的、可以替代的运动项目和身体练习组成的，并且包含了丰富的体育与健康的理论知识，这增强了体育教学内容选择的灵活性。

（五）体育教学内容的选择

体育教学内容作为体育教学中的一个重要因素，它影响着整个体育教学活动过程。体育教学内容又是联结教师与学生的纽带，是师生进行信息交流的载体。体育教学内容往往制约体育教学方法和教学手段，也是直接关系到体育教学目标和课程目标实现的关键要素。过去的体育教学大纲中有明确的教学内容的安排，现在只给出了体育课程标准，因此，教师在教学中必须对具体教学内容进行选择和组织。

1. 体育教学内容选择的要求

要从丰富多彩的众多体育活动中因地制宜地挑选出某些体育活动来作为体育教学内容，这一过程是烦琐复杂的。必须像制订体育教学目标一样依据一定原则来选择体育教学内容。体育教学内容的选择是直接为体育教学服务的，是直接关系到体育教学目标和课程目标实现的关键性要素。因此，体育教学内容的选择必须符合以下要求：

（1）以健康第一为指导思想。体育教学内容是实现体育教学目标的载体，因此，在选择体育教学内容时，应该分析所选择和设计的体育教学内容是否体现了健康第一的指导思想。只要有利于促进学生健康的体育教学内容，无论是现代竞技体育项目、新兴体育活动内容或直接来源于生活的体育游戏、体育活动都可以成为高校体育新课程教学的教材内容。

（2）以体育教学目标实现为宗旨。体育教学是实现体育与健康课程目标的主要途径，在体育教学中体育教学内容是实现体育教学目标的载体。在体育教学实践中，对体育教学内容的选择正确与否会直接影响到体育教学的效果。因此，在选择体育教学内容时，要充分考虑其对体育教学目标的载体作用，体育教学目标是选择和设计体育教学内容的依据。

（3）遵循学生的身心发展规律。不同年龄阶段的学生在生理和心理特点方面具有明显的不同，他们在体能、身体形态、身体机能、认知、情感、个性心理特征、思维方式等方面有较大的差异。而通常呈现出来的体育教学内容都是相同的，同时体育新课程只是规定了课程目标体系，而对不同年龄阶段的学生，需要通过哪些体育教学内容才能促进学生达成水平阶段的学段目标，则需要教师和学生共同设计和构建。所以，在设计和选择具体的体育教学内容时，需要遵循教学对象的身心发展特点，在此基础上，选择、改造或创编适合特定年龄学生身心特征的体育教学内容，这样才能有效地完成教学任务，为提高体育教学质量提供前提条件。

（4）了解学生的兴趣爱好和发展需求。学生是体育教学过程的主体，在教学中必须充分考虑他们的兴趣和需求。不同水平阶段学生的生理和心理特点决定了他们对体育活动的不同兴趣和需求。在体育教学中选择体育教学内容时，要把学生的兴趣和发展需求作为最重要的依据，使体育课堂教学最大限度满足学生的兴趣和发展需求。

（5）结合不同地区和学校的实际教学条件。体育教学内容需要借助一定的体育场地、器材和设备才能有效发挥其载体作用。在体育教学中，要根据所在地区、学校的实际条件，设计和选择体育教学内容。

2．体育教学内容选择的原则

（1）教育性原则

第一，从教育育人的基本观点出发，来对体育教学内容进行合理性选择。

第二，将健康第一思想落实到体育课程目标的设定和体育教学内容的选择上。

第三，重视体育教学内容能否体现积极向上的、优秀的文化内涵，促使学生在获得体育运动技能方面的提升的同时也可以在文化修养方面有所提升。

第四，考虑体育教学内容的产生的效益是否具有均衡性和全面性。这里主要是指体育教育要促进学生的智力水平、思想品德、身体素质等方面的全面发展。同时，还要注意不同年龄和不同学段的学生在身心发展特征以及学生之间的差异性特征，这些因素都是在体育教学内容选择中需要予以关注的问题。

第五，体育教学内容选择还要与社会发展和普遍性的价值观相一致，这将有利于学生的社会性和时代性的发展。

（2）科学性原则

第一，体育教学内容必须是对学生的身心发展有积极作用的。如果一项体育教学内容对于学生的思想层面有消极的影响，那么即使它具有再大的健身价值，也不能选入体育教学内容当中来，而是应当予以摒弃。

第二，促进学生提升科学锻炼的意识，并对于科学锻炼的原理和方法形成一定的认识，有了健身意识和科学锻炼的理论指导，学生就会自然而然地自觉参与体育锻炼活动。

第三，注意选择设计科学的体育教学内容。

第四，体育教学内容应当与学校的师资以及硬件设施等客观条件相结合。

（3）趣味性原则

第一，有的体育教学内容过于强调竞技水平，应予以摒弃或对其进行改良。不可否认多数竞技项目具有较高的健身价值和教育价值，但是如果一味地用培养专业运动员的方法来进行日常的体育教学会使得学生对体育课产生抵触的情绪。

第二，引导学生在体育运动上的多样化、方向性的兴趣培养，为学生的多元化发展创造必要的条件。

第三，充分考虑学生的喜好，尽量选择有一定趣味性的教学内容，同时还要积极选用游戏、竞赛、角色互换等多样化的课堂内容来展开教学。

（4）实效性原则。实效性是指教学内容的选择既要具备简单易行、能够带来较大的实际教学效果，又能够促进学生的身心健康的发展。符合这些条件和要求的体育教学内容可以说都是比较好的选择范围。

第一，讲究实际的教学效果，杜绝照本宣科的本本主义。过去有的教学内容存在偏、难、旧的问题，在体育教学改革的进程中，这些问题被提出，国家相关文件要求一改过去教学过于依赖教材的现象，重视体育教学的实践，着重提升体育教学的实际效果。

第二，体育教学的娱乐性与实效性。体育运动项目种类繁多，五花八门。体育教师在进行甄选时，要注意时下流行什么、哪些项目是受青年学生所喜爱的、是否具有较高的健身价值和教育意义，只有注意这些问题才能够将体育教学与学生的生活联系起来，有效促使学生形成正确的、积极健康的体育观。

（5）适应性原则。适应性原则的根本要点就是要求体育教学内容的选择要因地制宜。这主要是由于不同的地区的地理环境、气候条件、文化习俗、经济发展水平存在一定的差异性，学生对于体育教学的目标内容的诉求也就不一样，因此需要区别对待，以实现体育教学效果的最优化。

（6）民族性与世界性相结合原则。体育教学内容既要体现出民族性特征，也要与世界体育发展理念和发展趋势完美对接，这样才能把我国建设成为名副其实的体育强国。要以客观的眼光看待任何事物，既不能对自己民族性的东西盲目自信，也不能对舶来品盲目崇拜，当今体育教学的宗旨是既要跟上世界发展的潮流又要体现民族的特色。因此，在保持传统体育的优秀部分的同时，还要选择性吸收和借鉴国外的体育教育课程中的精华部分，形成具有时代性、先进性和中华民族特色的体育教学内容。

3. 体育教学内容选择的过程

（1）评估体育素材的价值。体育教师平常要多关注社会生活和社会的发展及变化，以便于在选择体育教学内容的时候可以根据社会的生产和科技、教育等方面的发展对人产生的影响以及人们在体育健身方面的需求较之过去发生哪些变化，然后以此为基础对已有的体育素材进行具体的分析。需要注意的是，在选择合适的体育教学内容时，需要进行科学的论证，看其是否能够促进学生的身心健康发展、是否能激励学生自主进行体育锻炼、是否能够提升学生的思想意识水平。然后依据所选的内容展开体育教学活动。

（2）整合运动项目与练习。体育运动项目种类繁多，运动的形式也各式各样，因此它们对于人体产生的作用也是有所差异的。基于以上事实，在实际的体育教学中，在选择体育教学内容时，就必须在高校体育教学目标的基础之上，分析出各个体育运动项目对学生身体机能和体能素质具有哪些方面的促进作用，以及其中的原理是什么，然后将不同侧重点和功能的体育运动项目进行整合、筛选、加工，最后形成能全面增强学生身体素质的体育教学内容。

（3）选择体育运动项目。事实上，大部分的体育运动项目都适合于做为高校体育教学内容。关键问题就在于，对这些体育教学内容怎么进行选择和组合，以在有限的时间和空间内发挥出体育教学最大的效能。高校体育教学内容可选择的范围巨大，要在教学的时间段完成全部项目的学习是不现实的，因此就需要在学校客观条件和学生全面发展的需求的基础上选择那些具有代表性的体育健身项目来作为教学的重点内容。

（4）分析所选内容的可行性。选好体育教学内容，就需要对地理环境、气候特征、体育场馆、器材设施等做一个全面的考察，并分析体育教学内容的可行性特征，制定出与之对应的弹性实施政策，以便在可控的范围内完成体育教学内容，保证教学的质量。

（六）体育教学内容的编排与改造

1. 体育教学内容的编排

（1）体育教学内容的编排方式

第一，螺旋式编排方式。螺旋式的体育教学内容，是指当某项运动项目的教学在不同的年龄或学段重复出现、逐步提高的一种设置方法。

第二，直线式编排方式。直线式的体育教学内容的编排，就是说某一项体育运动项目的理论学习和身体练习是一次性的、不间断的，一旦学过之后就不会再重复。

（2）体育教学内容的编排要领

第一，充分考虑学生的基础与实际需要。体育教学的对象是学生，因此必须要对学生的身体基础和理论基础有一个全面的了解，同时还要考虑学生的实际需求，这样才有可能产生实际的教学效果。与此同时，体育教学的难度上的安排也需要做缜密的规划，既要保持一定的紧张度，又不能超出学生所能承受的负荷范围。

第二，高度重视不同的体育运动和身体练习的特征。在对体育教学内容进行编排时，由于不同的运动项目的运动技能的具体要求各不一样，因此需要对其进行学习、巩固并做一定的改进，在领会其运动练习的核心特征的基础上能够灵活运用。

2. 体育教学内容的改造

（1）体育教学内容的游戏化改造。游戏是伴随着愉快体验的趣味性较强的体力和智力活动。体育教学内容中许多体能和"走、跑、跳、体操、游泳"等运动技能练习由于形式相对比较单一，所以教学中容易让学生感到枯燥乏味。因此，有必要对这类体育教学内容进行游戏化的改造与加工，使之符合学生的心理、生理以及生长发育特点。经游戏化改造和加工后的体育教学内容的特点是，将相对比较单调的、枯燥的运动和身体练习方法用"情节"串联成游戏，或强化练习的竞争、对抗、协同、角色、情境等游戏要素，让学生在愉快的游戏中学习体育教学内容。这种游戏性体育教学内容有利于提高学生的学习兴趣，往往起到"事半功倍"的练习效果。例如，用游戏的方式可以对跳高教学内容中"弹跳能力练习"进行改造和加工：①跳绳跑接力；②连续跳跃障碍物接力；③跳起触摸一定高度的橡皮筋或标志物；④跳不同高度的橡皮筋接力赛；⑤跳五边形橡皮筋追逐跑。越是低年龄段的体育教学，这种游戏化改造的效果就越明显。

（2）简化运动项目，改造和加工体育教学内容。主要从技术结构、竞赛规则、场地器材规格等方面对原来的运动项目进行改造和加工，使其成为一种新的体育教学内容。这种改造和加工是为了适应学生身心发展特点和体育教学的需要，简化运动技术结构，降低运动难度，调整场地器材的规格，修改运动项目竞赛规则，使其成为大学生的"最近发展区"，以便达到既能增进健康、增强体质，又能减轻学生运动时的生理负荷和心理负荷的目的。改造和加工时，应根据体育教学目标的具体要求，遵循体育的规律、运动项目的特点和健身原理，在充分分析、研究运动项目的健身性、教师的操控性和学生的接受性的基础上，采用走、跑、跳、投等人体基本活动形式，从运动的轨迹、方向、距离、顺序、节奏、负荷、难度、场地、器材、规则等诸多方面，对运动项目进行加工和改造，使其成为有实际应用价值的体育教学内容。

（3）融合体育文化改造和加工体育教学内容。所谓体育文化是在增加健康、提高人民生活质量的过程中创造和形成的一切物质和精神财富的总和。融合体育文化改造和加工体育教学内容是从体育运动中汲取一切物质文明和精神文明要素，并在教学中让学生体验运动文化的情调和氛围。例如，以中国传统体育文化为主题让学生了解我国民间的舞龙、舞狮、划龙舟、气功、武术等传统体育文化的历史渊源与文化底蕴，同时加强传统体育文化中的修身养性的基本理论讲授，为学生的养身、健身、强身提供理论指导。结合学生的兴趣爱好，指导学生欣赏竞技运动比赛，使其提高体育素养和审美能力，并获取体育文化知识。这种融合体育文化的体育教学内容有利于学生对体育文化的体验和理解。

（4）以运动处方形式改造和加工体育教学内容。健身运动处方的操作程序是健康诊断—体力测定—确定健身目标—选择运动项目—制订运动处方—实际锻炼，主要目的是运用运动处方的理论指导学生进行身体锻炼。以运动处方的形式加以改造和加工的体育教学内容，主要是运用运动人体科学的有关原理，将运动的强度、重复次数、速率等因素加以组合排列。因此，运用运动处方形式改造和加工的体育教学内容更适合教学对象的实际，有利于个性化地实施学生的身体锻炼，改善健康状态。

（七）体育教学内容体系的构建及其创新化

1. 体育教学内容体系的构建设想

相比以往的体育教育，如今更加重视各阶段教学内容的连贯性、知识难度的循序渐进以及体育知识的系统化。学校如若要使每一位学生通过高校体育课程的学习掌握一到两门体育运动技能，就必须要科学选择教学内容，还要注意教学内容安排的全面性、专业性和系统性。具体而言，就是要按照国家的要求，根据本地区实际情况以及学生的实际需求、爱好，分年级、分层次地实施体育课程教学，在教学方法的选择上，要注意灵活性与严谨性相结合，既要充分调动学生的学习积极性又要能够井然有序地开展教学，以实现既定的教学目标。最终使学生能够逐步地掌握整个运动项目的理论与实践方面的学习内容。

2. 体育教学内容体系的构建框架

（1）高校体育教学内容体系构建的逻辑性。体育教学内容与教学目标是一脉相承的，这也就是说，体育教学内容的设计要遵循以教学目标为导向的思想，符合相应的体育课程教学目标的阶段性要求，这是因为课程目标的阶段性特征以及其内在的逻辑性对于不同阶段的体育教学内容会产生重大的影响作用。根据学生的认知水平及其发展规律，学生由低年级到高年级的体育课程学习目标也是呈循序渐进的关系，所以其教学内容的设置也应当是由少到多、由易至难、由表层至内在的过程。体育教学内容体系的构建的逻辑性，就是要以科学化的体育课程目标为指导，充分遵循学生的学习认知规律、机体适应规律、动作技能发展规律等客观规律，尤其要注意的是，体育课程内容要与学生在身体发育过程中不同的体能素质发展的敏感期特征相适应，抓住发展体能素质的最佳时期，以提高学生的身体素质和运动技能水平。

（2）高校体育教学内容体系构建的基本框架。体育教学内容多种多样，从表面来看似乎是杂乱无章的，但是如果对其进行深入观察和研究可以发现，所有优质的、合理的体育教学内容，内部是有其逻辑线的，实质就是通过对体育教学内容各要素（如学生对学习的兴趣和运动技能所需的基本动作的储备、学生自身的学习和思考能力、训练强度和训练时间等）的控制，来提升各阶段学生对学习内容难度的适应性，进而在学生的整个体育学习的进程中，使得学生的体育知识和技能以及他们的学习能力都处于不断上升的过程，同时通过对体育教学内容各要素的控制最终达到提升学生的综合能力的效果。

3. 体育教学内容体系的构建说明

（1）三大体育教学内容的相互关系。体育教学的三大内容是指基础类技术体育教学内容、提高和拓展类体育教学内容、终身体育教学内容，三者是基础与提高的递进式关系。通过对这三大体育教学内容的逻辑性分析，发现邻近的两个内容之间既有基础性提高又有技术性提高的关系，所以在不同的年龄段选择排列体育教学内容时应充分考虑这一因素。

（2）体育教学内容体系构建的基本要求。要提高学生对体育运动技术的掌握程度，为践行终身体育的理念准备必要的技能基础，有效提升参与体育运动的实际效果，就要注意体育教学内容的完整性和系统性，具体应当做到以下方面：

第一，有明确的目标。根据国家对体育教学课程管理的要求来制定切实可行的课程目标，使得课程目标的确立与更好地开展高校体育课程的思想相契合。

第二，有科学的规定。在选择和规定体育教学内容和运动项目时，应当充分考虑地域性因素，比如当地流行和擅长的体育项目、当地传统体育的特征和优势，同时还要结合国家倡导的体育发展方向和发展理念。

第三，有一定的灵活性。从学校的层面上来讲，应根据学生的学段和体育运动学习的规律性特征进行选择，同时要尊重运动项目自身的技术逻辑性和教学的规律性特征，灵活选择体育教学内容，安排丰富多样的学习内容，这样一来，既能保证学生学习的积极性，又能达到预期的教学效果。

4. 体育教学内容的创新化体系

（1）身体教育。身体教育是体育教育的重要方面，主要目的是提高机体的各项基本活动能力以及人体的身心健康水平。身体教育体现了高校体育是为学生的体质健康服务的本质特征。基于健康第一体育教学指导思想和理念，高校体育教学越来越重视学生健康水平，尤其注重身体的发育和发展以及力量素质、耐力素质及柔韧性等与体质健康密切相关的运动素质的发展。

（2）保健教育。保健教育是与学生的健康密切相关的另一方面的教育，具体是指教育学生学会在学习体育知识和生活的实践中保护自己的安全和健康状况，其中包括一些生理、保健、运动处方等方面的知识。将保健知识融入体育教学当中来，能为学生的健康成长增加一道坚实的屏障。

（3）娱乐教育。娱乐教育是体育教学内容体系发展与完善的又一重要内容，娱乐教育的提出旨在提高学生参与体育学习的兴趣和热情，调节学生的情绪，从而提高学生的学习效率和学习能力，同时它也是"以人为本"的核心教育思想的重要体现，值得广大体育教育工作者的关注。娱乐化的体育活动为社会生活增光添彩，与人们的生活紧密相连，受到人们的普遍欢迎。每个民族每个地区都有着独特的、丰富的娱乐体育活动，因此也为娱乐教育提供了丰富的资源。常见的民族和民间娱乐体育项目有许多，如武术、太极拳、踢毽子、抖空竹、荡秋千等，这些项目不仅丰富了高校体育活动内容和体育课程资源，而且将其发展为学校娱乐教育项目还可以促进我国传统体育文化的传承与发展。

（4）竞技教育。竞技教育主要是指为了专项运动的比赛成绩，以专项运动项目为主要内容的体育教学，在过去很长一段时期内，由于提升国际影响力的需要，我国高校体育发展的重点是放在竞技体育的项目上面，之后随着我国经济与社会的全面发展，国家新课改对体育教学提出了以人为本、健康第一、终身体育等思想和理念，竞技体育不再占高校体育教育的绝对主导的地位，而是与以上的体育教育新理念并重发展。

　　作为体育文化的重要组成部分，竞技体育有着不可替代的积极作用。主要体现为：培养学生对体育运动的兴趣、增进学生的体质健康、培养学生坚强的意志品质、提高学生竞争和合作的意识等。但是在一般性的体育教学过程中，如果不加思索和变通，将对运动员的要求直接生搬硬套到普通学生身上，则会适得其反。对于非体育专业、非运动员的学生要区别对待，根据学生的实际情况，对体育教学内容进行改造和优化，促进学生运动技能的提升和全面发展。

　　（5）生活教育。生活教育主要是指野外防卫训练、户外拓展练习、冒险教育及健康生活的相关教育。人们的生活深受社会发展的影响，城市化发展带来了越来越高的物质生活条件，但同时也给人们带来巨大的精神压力和环境压力，人们都渴望通过回归自然、亲近自然来获得身心的放松和愉悦。而随着这种追求的不断提升，对人的综合知识又有了更大的要求，于是许多与生活教育相关的、新型的体育教学内容应运而生。

　　当前我国体育教学当中的生活教育还没有大范围普及，但是随着社会的进一步发展以及体育教育改革的持续深化，生活教育在未来的高校体育教学中的比例逐渐增加是必然的趋势。尤其是具有冒险性、趣味性和实用功能的野外生存和拓展训练，将做为生活教育的重要内容在未来的高校体育教育中得到推广。

二、体育教学内容的开发

（一）体育教学内容开发的意义

1. 使体育教学内容体系更加丰富

　　开发体育教学内容，不仅可极大程度保障体育教学目标得以有效实现，还能确保学生在未来实现全面发展，成为对家庭、对社会、对国家有用的人。就目前来看，传统体育教学内容的发展已经基本趋于停滞状态，陈旧、落后且单一的教学内容极大地压抑了学生的学习热情。体育教学内容在传统体育教学思想以及体育教学大纲的影响下，内容所涵盖的范围会相对较为狭窄，不仅忽略了各地在经济、文化、教育以及学生发展的不均衡性和特殊性，还忽略了地方、民族和学校本身所具有的特色。

课程内容的选择置换功能在上述种种因素的影响下也变得相对较为缺乏，只能适用部分地区。针对体育教学内容进行开发，可进一步丰富、拓展以及充实体育教学内容体系，促进体育文化的传播、创新和发展。

2. 对体育教师的专业发展起到促进作用

事实上，开发体育教学内容的实际过程，也是体育教师不断提高专业素质、积攒教学经验的过程。因此，开发程度以及范围势必会对体育教师的专业化程度以及水平产生重要甚至是决定性的影响。传统体育教学在选择以及安排教学内容时，十分重视内容与内容之间的逻辑性，所以存在过分重视运动技能的系统性和完整性这一弊端。在教育改革持续深化的今天，素质教育倡导要注意学生的全面成长，体育教学深受其影响，在内容的安排上更加丰富、全面。当下对于体育教学内容的开发，大胆突破了传统体育教学的不足，可以将体育教师的能量更加充分地释放出来，使其得以真正成为体育教学的主导者。

3. 培养学生创新能力

大胆对于现有的体育教学内容进行开发、开拓以及延伸是一件极其有益的事情，除了可以极大程度培养起学生参与体育运动以及学习的兴趣之外，还可以使学生能够以极大的热情投身到这一过程中。丰富并开放的体育教学内容还可以其丰富的形式和手段为学生打造一个良好的学习环境及氛围，使学生在感官、思维上获得刺激，然后在自身主观意愿的驱动下积极主动地投身体育学习之中，并在逐步理解以及掌握体育知识、技能的同时，培养自身吃苦耐劳、不畏艰辛的高尚情操。

体育教学内容的开发，还可以改变学生的学习方式，引导学生主动探索体育理论以及技能中蕴含的奥秘。学校学生作为教学主体，其对于体育的兴趣、知识、技能等均是构成体育教学内容开发的有机部分。倘若学生能够以主动、合作、探究的方式走进体育课堂，这对学生的实践能力与创新能力的培养十分有益。

（二）体育教学内容开发的目标

体育教师在开展体育教学这一过程中，一定要注意充分考虑周围的影响因素，并将其充分利用起来，引导学生在参与以及学习的过程中逐渐提高探索、发现、分析、解决问题的能力。体育教师一定要注意分清主次，在仅有成本的基础上将那些有利于学生实现终身发展的体育教学内容放在首要地位。体育教师要以一种开放的态度不断学习新知，以此来不断充实自己，提高对于信息的吸收、加工、储存、应用能力，进而敢于对体育教学的弊端进行创新。体育教师通过对体育教学内容进行开发，不仅可以培养学生的运动兴趣和提升学生的运动能力，还能使学生实现身心健康发展，增强其社会适应能力，进而为我国培养出高素质人才。

（三）体育教学内容开发的主体

第一，体育专家与学者。目前，支持对体育教学内容进行开发的主要人员是我国体育教学领域内的专家和学者。他们凭借其较高的专业水准以及丰富的经验，对于我国体育教学领域现存的问题有相对较为深刻的理解以及认识。另外，这些问题的解决也同样有赖于他们的经验以及专业素养。

第二，体育教师。在教学过程中，体育教师既是体育教学内容的具体实施者和操作者，也是体育教学内容开发的主导者。在开发教学内容时，体育教师除了需要充分利用体育教材、体育设施条件和课外体育活动的资源之外，还需要实地调查学生的需求，并以此为依据，指导其开展后续的工作。

第三，学生。学生这一群体作为体育教学中的参与主体，对于体育教学目标能否实现具有决定性意义。在开发体育教学内容的过程中，不管是学生的身体素质，还是学生的运动技能水平以及体育兴趣等，都具有极其重要的影响。此外，学生具体所采用的学习方式也会在相当大的程度上对体育教师选择以及开发体育教学内容起到决定性作用。

（四）体育教学内容开发的途径

1. 改造竞技体育项目

目前，竞技体育项目已经成为组成体育教学内容的主要部分之一。因此，开发或者革新体育教学内容，势必要对竞技体育项目加以改造，这点是重要且必要的。有一点值得注意的是，以体育教师为代表的相关人员在改造项目时，一定要基于体育教学所具有的独特特点、规律、目标与要求来进行，使其可以和体育教学内容的特点以及条件产生一致性，成为被学生喜欢的体育项目。

2. 改造新兴体育项目

在国际大众体育持续发展的今天，各种国际流行的新兴体育项目不断涌进我国，这些项目不仅形式新颖，而且趣味十足，可以很好地满足学校学生的实际需求。由此可见，学校引进这些新兴体育项目，势必会给体育教学注入新的活力，使体育教学在内容上花样更多，更加能够满足学生的实际需求。但是有一点需要特别注意的是，上述所说的新兴体育项目通常都源于西方发达国家，因此对于运动设施或场地条件具有特别的要求，甚至还有一些项目在安全方面存在一定的隐患。针对这类新兴体育项目，体育教师在改造时一定要基于学校自身的场地、器材，以及现代新兴体育项目设定的运动规则、原理及方法，来对教学内容进行设计，使其可以和体育教学进行融合，更加具有适用性以及实效性。

3. 改造民族传统体育项目

不管是蒙古族的摔跤、藏族的歌舞，还是维吾尔族的舞蹈等，均是我国历史积累下来的宝贵财富，深受广大人民群众的欢迎。在开发体育教学内容时，体育教师应该积极主动地对这些民族传统体育项目进行改造。

第二章　高校体育教学方法与教学设计

第一节　高校体育教学方法及其重要性

一、高校体育教学方法的内涵

（一）概念界定

第一，体育教学方法是"教"与"学"的统一。教师和学生之间只有通过相互的有效互动，形成一种沟通的桥梁，才能真正发挥出体育教学方法的作用和价值。可以从两个层面来理解体育教学内容和相关的体育教学活动：①教师的"教"；②学生的"学"。教师作为教授知识的主体，其选用的教学方法和手段都是以学生为对象的，学生对于知识和技能的掌握及其理解能力的提升是教学活动开展的重要契机；对于学生而言，他们只需要紧跟教师的引导的步伐，积极参与学习和互动的实践，与教师建立紧密的沟通和联系，以获得更大的进步。只有将"教"与"学"切实贯穿教学的整个过程，积极促进教师与学生之间的互动与交流，才能够真正实现体育教学任务和目标。

第二，体育教学方法是师生动作和行为的总和。体育教学方法的贯彻与实施需要师生之间的互动，互动又是通过语言、动作和行为来实现的，因此可以说体育教学是师生的语言、动作和行为的综合体。具体而言，学生要掌握体育运动的理论知识或者是某种运动技能，就必须要经过体育教师的语言讲解和示范、纠正等动作的支持，在此基础之上，学生进行反复练习也是一种行为上的体现。

第三，体育教学方法的功能具有多样性。现代教育理念赋予了高校体育教学多样化和丰富化的功能。现代体育运动教学既关注运动技能的掌握、身体素质的提升，同时也更加强调学生素质的全面提升。

（二）层次系统

第一，教学策略。教学策略是教学方法的组合，是教师将多种手法和手段组合在一起进行教学的行为方式。例如，作为一种广义的教学方法，发现式教学法就主要是模型演示法、提问法、讨论法、归纳法等传统意义上的教学手段的有机组合。

第二，教学方法。在高校体育教学方法的层次系统中，教学方法处于"中位"。它与传统意义上的教学方法基本相同，是体育教师为达到一定的教学目标，通过对一种主要手法的运用来进行教学的行为方式。体育教学方法其实也是一门"技术"，通常应用某一教学步骤，而且会由于不同教师的教学风格的不同而呈现出不同的特征。

第三，教学手段。在高校体育教学方法层次中，教学手段处于"下位"。它是传统意义上的教学方法的一个部分，也可以将体育教学手段理解为一种"教学工具"，也就是说，在某一个具体的教学步骤中可能会采用各种教学手段来协助教学课程的顺利完成。

二、高校体育教学方法的重要性

随着社会对大学生身体素质要求的不断提高，高校体育教学目标也开始向教授学生体育技巧向提高学生身体素质、培养学生体育锻炼兴趣的方向发展。高校体育教学方法的重要性不仅产生于教学活动的进行过程中，而且在教学活动结束之后的一段时期内，教学方法为学生带来的影响也是极为深远的，因此，这是其他体育教学要素在功能上无法与之媲美的。

第一，合理的高校体育教学方法促进良好体育教学氛围的营造。科学合理的体育教学方法使得学生对于体育学习的积极性以及参与体育活动的积极性都可以大幅度地提高；通过适当的科学化的体育教学方法，可以对学生的学习的专注程度也会有所提升，这对于形成良好的学习气氛也是非常有益的。另外，良好的学习氛围能够更好地带动所有的学生一起投入体育学习，从而形成一种良性的循环，最终共同提高体育教学的质量。

第二，合理的高校体育教学方法促进学生身心素质的全面发展。任何一种体育教学方法的产生必定是受到某种或某些科学思想或理论的熏陶与影响，因此可以说任何一种体育教学方法都具有一定的科学性与合理性。基于此，要达到促进学生身心健康发展的目标，体育教师就需要对体育教学方法进行合理的利用以及科学的组合使用。如果采用的体育教学方法与教学内容或者与学生的实际情况、学校的教学设施等客观条件相背离的话，不仅不能够促进学生的学习能力的提升，而且还有可能会给学生的综合发展带来阻碍。

第三，合理的高校体育教学方法促进体育教学质量的提高。通过科学的体育教学方法，能够充分激发学生的学习兴趣与热情，充分发挥学生的学习主观能动性，这对于提升学生的学习效率和全面提高高校的体育教学质量具有积极的促进作用。

第二节　高校体育教学方法的选择及分类

一、高校体育教学方法的选择

（一）根据教学目标选择

第一，体育教师一定要基于体育教学的总目标，来选择体育教学方法，以此来确保不管是每次课的教学目标还是总体教学目标在最后都能实现。

第二，体育教师在选择教学方法时，一定要基于本次课的教学目标，来选择合适的教学媒体以及方法。

第三，体育教师在选择教学方法时，一定要注意将教学目标进行细化，据此对于教学方法加以确认，最终确保每一个小目标在最终都能实现。例如，出于组织学生对于课堂所掌握的体育技能进一步加以巩固的目的，体育教师可对应地采用练习法、比赛法等。又如，出于引导学生学会新技能的目的，体育教师应该多运用讲解、示范、分解、模仿等教学方法。

第四，在当代社会，体育教学总目标为"促进学生体魄强健、身心健康"。学校体育教学在选择方法时也应基于此进行，决不能只为一时的收益而放弃长远利益。

（二）根据学生特点选择

体育教学所面临的群体主要是学生。如果没有学生，体育教学将会失去其存在的意义。具体来说，体育教师在选择体育教学方法时，首先需要考虑的是，这一教学方法是否有益于促进学生体育学习，所以一定要基于学生群体的实际需求以及特点来选择具体的教学方法。这要求体育教师既要关注学生的群体特点，又要关注学生的个体特点。

第一，就学生这一群体所具有的特点来说，体育教师一定要注意把控这一群体的共性，据此来选择体育教学方法。例如，低年级学生定性较差，爱玩，体育教师就可以在教学过程中多采用游戏这一方法进行教学；高年级学生的专注力更加持久，也有了思考能力，所以体育教师可采用探究、发现法教学，引导学生在自主探究以及解惑的过程中，一步一步地培养起参与体育运动的习惯以及意识。

第二，就学生的个体特点来说，体育教师应该注意关注学生与学生之间的不同，并据此来安排教学方法。

（三）根据教师条件选择

第一，体育教师在选择体育教学方法时，应该注意考虑该方法是否适合自身。换言之，体育教师应该考虑运用这一方法是否可以将自身的素质水平、知识结构、教学能力与经验发挥出来，保证教学得以顺利进行。

第二，体育教师在选择体育教学方法时，应着重研究这一教学方法是否和教师的教学风格、性格特征契合。

第三，体育教师在选择体育教学方法时，应该与本次课的教学目的以及课堂控制进行结合。

总而言之，体育教师在为学校选择体育教学方法时，一定要注意基于自己的特点来选择教学方法，以便扬长避短，使教学方法更具针对性。

（四）根据教育理念选择

第一，现代体育教学深受素质教育的影响，强调以实现学生身心健康全面发展作为目标。对此，体育教师在为学校挑选体育教学方法时，应坚持以人为本，并始终坚持将健康这一理念放在学生参与体育学习过程中，这除了有益于保障学生可以积极主动地参与到体育学习之中，还有利于学生的终身体育意识的形成。

第二，体育教师在选择体育教学方法时，应该坚持以学生为主，根据学生实际需求来选取教学方法，进而确保学生的积极、主动性被充分激发出来。

第三，体育教师在选择体育教学方法时，应该注意强调对于学生体育意识的培养、体育能力的提升，进而为其在走出校门、走向社会后继续参与体育项目奠定扎实的知识与技能基础，保证其在未来的发展中可以主动参与体育运动。

（五）根据教学内容选择

学校体育所涵盖的教学内容十分丰富多样，为了能够保障学生很好地掌握这些教学内容，教师需要据此来选择特定的教学方法，这样才能确保整个教学得以顺利进行，学生得以深入地掌握教学内容。在学校体育教育教学系统中主要有两个构成系统——教学内容、教学方法，二者彼此之间存在十分紧密的联系。因此，教师在选择教学方法时，一定要重视对于教学内容的考虑。

第一，体育教师在选择体育教学方法时，一定要重视教学方法的实用性，即保证其可以切实可行地在体育教学中加以运用。例如，体育教师在教授技术动作时，应该运用主观示范法来为学生讲解该技术动作；体育教师在讲授体育原理时，应该运用语言讲解教学法来按照一定逻辑逐步为学生解释该原理，让学生得以真正理解以及掌握。

第二，体育教师在选择体育教学方法时，应该注意基于教学内容的表现方式来进行选择，以此保证学生以极大的热情尽快掌握该种教学技术。例如，图片展示这一方法具有直观性、便捷性，多媒体教学这一形式具有生动性、细致性，不同的方法具有的不同特点，教师可以根据实际内容选择适合的教学方法。

（六）根据教学环境与条件选择

体育教师在选择体育教学方法时，一定要综合对于整个教学活动牵涉到的教学因素进行考虑。其中，尤其要重视对于客观教学环境与条件的考虑。

教学环境不仅包含场地、器材，还包含班级人数、课时数等。与此同时，外界社会文化环境的好与坏也会对教学环境产生十分重要的影响。体育教学条件包含体育教学的硬件条件、软件条件等。

在开展学校体育教学活动的实际过程中，人的主观意志的影响会对教学方法的选择产生十分显著的影响。体育教师在选择教学方法时，除了需要关注这些客观教学环境因素之外，还需要对于某一种教学方法所需要必要的客观环境和条件加以充分考虑。

二、高校体育教学方法的分类

（一）传统体育教学方法

1. 传统体育教法

（1）语言教学法。语言教学法，是指教师通过语言方式来描述体育知识、文化、动作要领、技术构成、教学安排等一系列活动要点的方法，学生通过对教师的语言的理解，逐步掌握知识的要点。

第一，讲解教学法。讲解教学法是指教师通过讲解来展开教学活动内容。讲解教学法一般用于体育理论的教学，体育教师需要注意学生的认知能力和知识水平，如果讲解的深度和难度超出了学生的认知能力的范围，让大部分学生感到难以理解，则说明教师阐释的方式或者选用的教学内容不适合学生。

第二，口头评价法。作为体育教学中的教学方法之一，口头评价是最为快速和直接的一种评价和提醒，它不拘泥于某个具体的时间点和地点，既可以在课堂中进行也可以是在一节课结束之后进行，具体为体育教师对学生的学习和练习以及获得的学习效果进行简要的、概括性的点评。口头评价可以按照评价的性质分为积极评价和消极评价两种：积极评价是带有肯定、表扬和鼓励的性质的评价；消极评价是由于学生的表现不够理想，具有一定的批评和鞭策作用的评价。由于该评价是以批评的性质为主，因此，教师要尤其注意沟通的技巧，注意措辞的方式，就事论事，既要让学生充分认识到自己的不足之处，又要保护学生的自尊心，不能打击学生的自信心，而是要让他们扬起更进一步的风帆，迎头赶上。

第三，口令、指示法。口令、指示的语言凝练，短促有力，因此，在体育教学的实践中，教师可以适当通过口令、指示传授学生一定的知识，这种方式尤其适用于体育教学中的动作教学。口令和指示法的应用有三个要求：①发令的声音要清晰、洪亮；②注意使用口令法和指示法的时机；③注意口令和指示的发出语速和节奏，太快了学生跟不上，太慢了会削弱其力度和有效性。

（2）直观教学法。直观教学法是通过给予学生的视觉等感官以刺激来促使学生对体育知识产生深刻了解。直观教学法的优势和特点是直接、生动、形象，因此产生的效果往往也更具有震撼力和持久性。体育教学中有以下最为常见的直观教学法：

第一，动作示范法。动作示范法是指教师通过对教学内容的动作示范，来帮助学生熟悉动作的结构和动作的要领，同时对该技术动作有一个整体上的、比较形象化的了解。

第二，教具与模型演示。利用教具和模型等实际物体来辅助体育教学，使学生对于技术结构的理解会更加简便和轻松。教具与模型演示的使用要点有三点：①根据教学内容，需要提前将教具和模型准备好；②教具、模型的展示要全面到位，尤其如果是对器材进行具体介绍和讲解的时候，可以让学生近距离地观察和体验；③在使用过程中，要注意保护教具与模型，使用完之后要小心地收纳到指定容器内，并放置到安全的地方，以防损坏。

第三，案例教学法。案例教学法就是在体育教学中用反面对比和类比等方法来列举例子，让学生能够更好地理解所教授的内容。案例教学法有两个具体要求：①例子的选取要适合，确保能够产生目标要达到的加强、对比等方面的作用；②选取有关战术配合的案例时，其案例的分析要尽量详尽一些，并且要注意从攻和守两个角度来进行分析。

第四，多媒体教学法。多媒体教学法在现代体育教学中的使用越来越广泛，与传统的板书教学最大的区别和优势在于：多媒体教学可以形象生动地将教学内容展示出来，通过动画和视频演示、慢放和定格等操作，可以将每一个动作的每一个重点和细节都精准地定位、展示和分析，从而使学生对动作技术有更加快速、清晰、深刻的认识，这是传统的肢体示范和口头讲解都无法实现的。多媒体教学法的运用，既需要多媒体教学设备等硬件条件的支持，也需要教师具备多媒体操作技能作为软件方面的支持。

（3）完整教学法。完整教学法在体育教学中有着较为广泛的应用，其主要应用于教学实践课，重点强调在体育教学过程中要完整地、不间断地对整个技术动作的过程进行展示，使学生从整体上产生对动作的整体概念和印象。

（4）分解教学法。分解教学法是与完整教学法相对的，更适合于高难度的运动项目。分解教学法的主要优势是分步教学，将原本很复杂的动作变得更容易理解和模仿，从根本上降低了技术动作的难度。

（5）预防教学法。学生的体育学习和教师的体育教学一样也是一个开放性的过程，因此其受到各种因素干扰的可能性较大。学生的理解能力、认知水平、身体的协调性和体能素质等均存在较大的差异性，要求所有的学生都能够迅速掌握体育知识和动作的要领显然是不现实的，在学习的过程中学生不可避免地会出现各种各样的错误，这就要求教师要注意观察学生的动作练习的情况，总结出其中的规律性，指出错误发生的根本性原因并予以纠正。预防教学法正是针对学生的错误认知、错误动作这种现象而提出的一种具有预防、阻断效果的教学方法。

（6）纠错教学法。纠错教学法是指在实际的教学过程中教师发现学生发生了在理论认识和动作练习上的错误之后及时纠正的一种教学方法。其中，动作错误主要体现在对于动作理解上的偏差而导致的错误，或者是由于不够熟练而达不到标准的技术动作，针对不同的情况教师要对此加以分析并采用不同的引导方式。

（7）游戏教学法。游戏教学法是指教师通过游戏娱乐的方式促使学生对体育知识要点的掌握。该教学方法应用比较广泛，可用于各学习时期尤其适合于低龄的学生。其最大的优势在于可以极大地调动学生的学习积极性。

（8）竞赛教学法。竞赛教学法就是通过组织各种比赛来促进体育教学的一种方法。竞赛教学法可以提升学生各方面的综合能力，是一种比较理想的训练方法和教学方法。比赛可以增加学生运动技能的实践经历，使得那些高难度的动作和技战术不是纸上谈兵，同时还可以锻炼学生的团队协作能力，以及面对突发状况的心理调适能力和应对问题的能力。竞赛教学法是体育教学当中具有特殊优势的一种教学方法，对于提升学生的心理素质、竞技水平以及他们的身体素质有着不可取代的重要作用。

对于每一位体育教师而言，不能仅限于某一种教学方法，而是应当不断地尝试和学习新的教学方法，并结合教学的实际情况科学、灵活地选择和组合，这样可以显著提高体育教学的质量。

2. 传统体育学法

（1）自主学习法。自主学习法是指学生主动发现、分析、探索，独立自主地进行体育学习的方法，但这并不意味着学生可以完全脱离教师的指导，而是要在教师一定的引导下开展的自主性学习活动。体育教师指导学生进行自主性的体育学习，应当要注意以下四方面：

第一，难度要适当。由于是自主性学习，学习过程以学生自己思考与探索为主，这对于学生来说并不是一件轻而易举的事，因此教师要注意根据学生的年龄阶段、认知特点，为学生选择难度适当的学习内容，保证具有一定的挑战性，但又不至于无法完成。

第二，明确学习目标。教师要为学生的自主学习制定一个清晰的学习目标。通过这个学习目标，学生要清楚地知道自己要完成的任务是什么，通过自主学习学生需要解决哪些问题，以及要达到什么样的水平。

第三，要使学生参照学习目标，在学习过程中学会自我调控：①对学习过程有一个整体的把握；②学会积累各种学习方法，并思考学习方法与运用场景之间的联系；③运用创新思维，对具体情境进行客观思考的基础上，将已有的知识进行迁移和组合，从而创造出专属于自己的新策略。

第四，教师要对学生的自主学习给予适当的辅助与引导。学生的自主性学习并不是放任不管的无组织的学习，相反它更是一种有计划、有目标的学习过程，在这个过程当中，教师要关注学生的学习进度，如果出现不妥当的情况，如学生的学习路径或思考方式与学习目标发生偏离就需要及时给予纠正。

（2）合作学习法。合作学习法就是指在学习的过程中强调合作的重要性，强调学生之间的相互帮助和配合，通过合理地划分工作任务和相应的责任，最终能够共同圆满地解决问题，达到教师所设定的学习目标，完成教师布置的学习任务。

第一，确立学习目标，即通过该合作式学习预期要达成的效果是什么，要重点培养学生在哪方面的能力。

第二，将全部的学生分成实力相当的小组，依据任务特点，注意将不同性格、性别、特长的学生合理搭配，以促使学生之间相互取长补短。

第三，确定小组研究课题，引导学生合理地进行组内分工，并探讨如何提高全组的学习效率。

第四，完成小组学习任务。

第五，各个小组之间进行学习和交流，分享各自的经验与心得，通过交流和分享各个小组可以相互学习，发现自身优势和不足。

第六，教师关注、监督和评价学生的学习过程，并帮助学生一起做好学习的总结。

3. 传统体育练法

（1）重复训练法。重复训练法就是通过不断重复进行某一个训练内容来提高身体素质和运动技能的一种体育学习方法。重复训练法的核心和本质就是通过重复性的动作使得某一固定的运动性条件反射不断地得到加强，使得身体产生一种固定的适应机制，进而使学生实现对技术动作的掌握。

一般来说，重复训练法有两种分类方法：一种是按训练时间的长短，分为短时间重复训练法（低于 30 秒）、中时间重复训练法（0.5～2 分钟）、长时间重复训练法（2～5 分钟）。另一种是按照期间间歇方式来划分，分为间歇训练法与连续重复训练法。

第一，同一动作的反复练习容易使学生产生枯燥和厌倦之感，因此教师要关注学生的情绪的变化，并适当地进行调节。

第二，注意训练动作的规范性，同时还要注意训练的负荷。

第三，强调技术动作的正确练习，如果学生连续出现错误动作应停止练习，防止错误强化。

第四，科学确立学生训练负荷、强度和频率，要依据运动项目的特征和学生的实际情况来设定。

（2）持续训练法。持续训练法就是无间断地、持续地进行某项身体练习的训练方法，前提要求是要保持一定的负荷、强度和运动的时间。

第一，持续训练法既可以用于单个技术动作，也可以用于组合性的技术动作。

第二，在训练开始前，应向学生介绍具体的训练内容及其顺序安排，同时提醒需要注意的要点。

第三，持续训练过程中，体育教师要提醒学生注意训练动作的质量，并对动作的质量做出具体的要求，这样才能使持续训练获得比较好的效果。

（3）循环训练法。当训练内容较多的时候，可以采用循环训练法。其具体操作就是，将这些训练的项目先按照一定的原则进行排序，依次完成之后回到最初的任务开始训练，不断重复所有训练内容。循环训练涉及不同的训练内容，因此在一定程度上可以增强学生对于体育学习的积极主动性。

第一，找出各个训练内容之间的内在逻辑和规律，合理安排它们之间的顺序。

第二，训练不能急功近利，而是要循序渐进，一般情况是先练一个循环，坚持训练两到三周再增加一个循环，这样学生就有一个适应的过程。

第三，注意一次训练不得超过 5 个循环。

（4）完整训练法。完整训练法是指在整个训练过程中只完成某一个动作、某一套连贯动作或者某一个技术配合，最显著的特征是整个训练过程流畅自然、一气呵成。

第一，完整训练法比较适合于单一技术训练。

第二，如果是针对复杂的技能训练，就需要学生具有良好的基本技能的基础。

第三，在战术配合的完整训练中，教师要在战术的节奏、关键环节的把握等方面做适当的指导。

（5）分解训练法。分解训练法与完整训练法是相对的，是从训练内容的各个阶段和环节出发，对其中的每一个部分做精细化的研究和训练，并做到各个击破，最后达到整体掌握的目的。

分解训练法可以分成四种：①单纯分解训练法，即把训练内容分解成若干部分，然后分别练习；②递进分解训练法，即把训练内容分解成若干部分，依照规律有序练习；③顺进分解训练法，即将训练内容分解后，先训练第一部分，再训练第一、第二部分；再训练第一、第二、第三部分……步步为营；④逆进分解训练法，与顺进分解训练法相反，先训练最后一部分，再将前一个训练内容叠加训练。

第一，科学分解，对于浑然一体、联系紧密的部分不能强行割裂。

第二，对各个部分要做精细化的研究，以便于达到训练动作的精细化、标准化。

第三，熟练掌握各个分解部分之后，要进行完整练习来加以巩固。

（二）新型体育教学方法

"高校体育教学方法的创新是取得良好教学效果、促进教学发展的重要条件保障。"[1]

1. 娱乐教学法

增强学生体质是学校体育教学积极效应的重要方面，但是在现实的教

---

[1] 苑琳琳. 新时代高校体育教学方法创新 [J]. 新课程研究（下旬），2021（2）：63.

学过程中，仍然有相当一部分学生对体育课堂的学习显得不感兴趣，所以不能积极主动地参与到体育活动当中来。

因此，为了激发学生对体育课的兴趣，更好地焕发出体育运动本身具有的独特魅力，就必须要改变过去单一的教学形式，积极采用娱乐教学法，重新编排和组织体育教学内容；在娱乐教学过程的设计上，体育教师也需要下功夫，积极探寻每一堂课教学内容当中的娱乐性成分和娱乐性元素，或者考虑如何将娱乐性元素如游戏、音乐、竞赛、趣味性道具的使用等穿插到体育教学过程当中。这样的做法会给教师的工作带来一定的负担和压力，但可以充分展现出体育教学内容的丰富性和趣味性，只有当学生的学习兴趣提高了，学生的学习效率就会随之得到提高。与此同时，在该方法的使用中要避免走纯娱乐的另一个极端，如果失去了对培养学生强健体魄和学习能力的本质任务的把握，那将是得不偿失的行为。

2. 成功教学法

成功教学法就是按照学生的接受能力，将教学的技术动作的精华部分提炼出来，适当降低其整体的难度，鼓励学生凭借自己的意志力和理解能力顺利完成动作的学习。在该过程中，学生通过对技术动作的顺利完成体会到成功给自己带来的舒畅感和快乐感，这是任何外来的鼓励都无法比拟的。由此，学生对于体育学习的信心大增，坚信自己可以学习好其他的体育运动技能。

成功教学法可以重新燃起学生对于体育学习的信心，培养他们坚韧不拔的意志品质，形成正确的学习动机，这对于运动技能的提升是非常有益的。

3. 逆向思维教学法

逆向思维教学法是指以与常规思维相反的思维方式来开展教学活动的一种教学方法，从常规的思维角度来说，教师一般都会比较习惯按照技术动作自然发生的顺序来进行体育教学，但有时候按照反常的程序来教学反而可以取得更好的教学效果。例如，在跳远的教学中，可以先教起跳，然后教助跑和落地动作；标枪的学习，可以先教投掷动作，再教助跑，最后将各个部分组合到一起，做完整练习。此类教学有一个共同点，就是把最难的部分放在最前面来学习，因为这部分动作的正确与否对运动项目的比赛成绩起到决定性的作用。

在体育教学实践中，教师经常会发现学生总是学不会一个看似很简单的动作技能，尤其是当这种问题呈现出普遍性特征时，教师就需要用逆向思维来看待这些问题，因为很有可能问题不在于学生的"学"，而在于教师的"教"，如教师能够及时地反思教学中是哪个环节出现问题，还是整个教学方式的选用不适合，这种"反思"其实也是逆向思维教学法的一种体现。

4. 探究教学法

探究教学法是指教师着意引导学生在教学过程中发现问题、分析问题，最终提出可行性方案而解决问题的一种教学方法。通过该教学方法，学生在探索和分析的过程中，不知不觉地掌握了相关的知识和技能，同时培养出了高超的洞察力和知识迁移的能力。探究教学法符合现代教育教学理论以及以学生为主体的教学理念，因此越来越受到体育教师的重视。

（1）目的要明确。教师要提前确认研究计划，确保体育教学目标的实现。探究的目标模糊或者实际的教学与探究的目标相背离，会造成无效的教学，浪费师生的时间和精力。

（2）探究的内容和主题要和学生的运动水平以及他们的认知能力相一致。教学内容太简单，学生会感到没有激情和挑战性，继而产生无聊的感觉；内容难度设置太过于高深，又会打击学生对于体育学习的自信心。因此，教师要深刻理解这一点，引导学生做难度适中的探究性学习。

（3）对于一些难度偏大的探究性客体，学生通过努力仍然没有较为理想的思路时，教师要适度地对其进行启发和鼓励。

5. 微格教学法

微格教学法指的是一种为了将枯燥的体育理论知识变得形象生动更具有吸引力，而采用一定的信息化技术手段的教学方法。具体而言，就是利用录像、音频等手段建造一种可操作、可调控的体验系统，学生通过该体验系统进行体育理论的学习，可以对体育知识和动作技能产生清晰明了和感性深刻的认识，从而大大提高他们的体育运动技能。

（1）提前准备好课件。教师需要在上课之前对视频进行剪辑处理，并制作成教学课件以应用于体育教学，这样可以使得教学内容更加丰富和形象，对于调动学生的学习主动性具有积极的促进作用。教师在讲解了基本体育理论知识之后，将视频或音频课件向学生展示出来，通过这些具有感性化的视听材料，学生对于体育知识和动作技能的理性认识会逐步加深，从而可以从根本上提升学生的体育运动技能。例如，在篮球技术的教学过程中，教师可以在上课之前搜集一些著名的篮球明星是如何完成这些技术动作或者战术配合的视频，然后将其剪辑成教学课件，学生通过这些视频，能对技术动作有深刻理解，加上是有关自己敬仰的篮球明星的"示范"，这对于提高他们的信心和信任度都是极为有利的。

（2）以学生为主体，安排教学内容。教学内容要考虑到法学生的发展方向以及关注学生本身的兴趣所在。一方面，微格教学法在教学内容的选择上应当有针对性，要着重培养学生将来的专业或岗位所必需的素质和能力；另一方面，教师也要注意学生的时代特征和个性化特征，尽量选择具有典型意义和在学生群体中普遍受欢迎的体育教学内容。与此同时，体育教师还要注意在体育教学过程中给学生留下一定的思考的时间和空间，引导学生作进一步思考和探讨，让学生在和谐、温馨、互助的学习氛围中感受到体育学习的乐趣和意义所在。

（3）视频播放和反复训练交替进行

第一，教师在进行教学示范时，可以通过高水平运动员的示范录像，方便学生形成技术动作的感性认识，以便于学生模仿训练。

第二，教师在采用微格教学法时，可以结合多种体育教学方法，比如选择用直观教学法和分解教学法，可以强化学生对于体育技能的理解。

第三，教师在安排学生进行训练时，当完成一个阶段的训练之后，教师安排所有的学生分批进行演示，同时拍摄演示的视频。

第四，师生一起观看学生的演示视频，针对各个小组和队员的动作技能演示情况，师生一起展开分析和讨论，然后教师要对学生训练的结果做出客观的评价，指出训练过程中出现的错误动作，并及时纠正。

微格教学法用于体育教学还有一些需要注意的细节问题：在教学过程中，体育教师可根据体育教学的实际情况选用慢镜头或者回放，以便学生能够看得更加清晰明了；通过自己的演示视频，学生可以自行将其与标准动作做比较，从而很容易就找出自己的问题所在；通过师生评价以及教师的指导，学生可以在分析和比较中，找出问题的关键所在及其解决办法。

课程结束后，体育教师可以反复观看教学的视频，对教学过程中的不足之处进行优化，同时通过微格分析处理也可以达到一定的优化效果。

6. 情境教学法

情境教学法是指在教学过程中，教师有目的地引入或创设具有一定情感的、形象化的、具体化的场景，能够引起学生一种积极的反应态度，并吸引他们自觉投入、积极参与学习活动的一种教学方法。情境教学法的主要优势是，可以促进学生对于教材的理解，促进学生的健康心理素质的形成；激发出学生对于体育学习的热情，从而主动、快速地接受教师教授的知识，同时学生的学习效果也会获得较大幅度的提升；可以使学生体验到体育学习带来的快乐和成就感。另外，情境教学法多与多媒体教学法相结合，丰富多彩的多媒体画面还可以提升学生的审美情趣、陶冶高尚的情操。在体育教学中使用情境教学法时，可以采用以下策略提高教学的效果：

（1）充分利用游戏。爱玩是学生们共同的天性，要让学生学习好的前提是要让他们痛痛快快地玩好，再加上体育教学是以身体活动为主要内容的教学，这无疑在客观上为学生的"玩"提供了较好的机会。因此，在体育课堂必须要充分注意体育教学的娱乐性，在创设具体的教学情境时可以适当引入多样化的游戏内容，激发出学生的学习兴趣，激励学生在体育学习和练习的过程中克服各种心理障碍，学生在挑战成功之后将会逐渐形成稳定健康的体育价值观，从真正意义上喜欢上体育课和体育锻炼。比如，在障碍跑的课程学习中，经常会有学生由于胆子小、害怕磕绊、害怕摔倒而不敢进入实战阶段，导致课堂无法顺利进行。针对该情况，教师可以在障碍跑的终点处设立一个领奖台，鼓励学生为了拿到奖品而努力克服面前的困难。在游戏结束后，对于那些能够克服心理障碍、努力达到目标的学生，教师要予以表扬，对于不够规范的动作要及时纠正，通过这样的方法，学生的克服困难的能力得到了锻炼，参与积极性得到了提高，同时他们动作的准确性也得到了提高。

（2）情境创设与音乐相结合。音乐、体育和美术是相通的，这主要是说它们都具有一定的艺术性，具有较高的美学内涵。尽管如此，在实际的体育教学中，这一点好像经常被遗忘了。情境教学就是呈现体育教学的艺术美的最好的方式之一，同时也要注意到将音乐等元素引入情境教学可以发挥出情境教学的实际作用。同样的训练内容没有音乐和加上音乐的配合获得的教学效果是完全不一样的。有音乐配合的体育训练，使学生置身于音乐美的环境中，此时的体育训练不再是一种负担而是变成了一种美的享受。此外，音乐的选择也很重要，在身体训练时可以选择有激情一点的音乐，促使学生保持较好的精神状态；当训练完毕需要休息的时候，则应当选择一些比较舒缓放松的音乐，使学生的身体和心情得到全面的放松和休息。

（3）运用语言创设教学情境。在传统课堂，也有教学情境创设，并且也可以取得不错的效果，这主要是因为课堂语言具有独特的魅力，体育教师可以通过生动的、丰富的、具有鲜明特色的语言表达方式和风格将教学内容故事化、情节化、夸张化，语言表达中的情境，同样可以给学生带来美好的学习体验。因此，在体育教学的过程中，教师要记得语言也可以创造出有意思的、别具一格的教学情境。同时，体育教师也要注意转变固有的思想观念，不断创造出具有新意的情境教学模式，从而促进体育教学事业能够不断地向前发展。

7. 分层教学法

分层教学法是指在实际的教学中，由于学生的学习基础以及自身的认知能力处于不同的水平，故而设定不同层次的教学目标和教学任务，同时还可以大大提高整体的教学水平。由此可见，分层教学法极具针对性，是一种非常有效和实用的新型教学模式，因此要对传统的教学模式进行改革，适时运用分层教学法，这样才能有效提高体育教学的整体水平，促进学生迅速、全面、健康地发展。

（1）对教学对象进行分层。在分层教学法中，首要任务就是将所有的教学对象进行科学、合理的分层，要实现这一点，教师可以通过体能测试等办法来了解学生的综合体质，还可以通过问卷咨询、实际练习和竞赛的方式来测定学生的运动技能水平层次，只有对学生的情况都考察清楚并以此为依据才可以对学生实施分层教学。在分层教学的过程中，教师也要注意观察学生学习的进度以及学生对知识和技能的吸收情况，同时还要和学生保持沟通，倾听学生的心声，及时调整教学方案。当然也可以按照其他要素和标准来分层，比如学生的兴趣爱好等，只要运用得当同样也可以获得不错的教学效果。

（2）对教学目标进行分层。教学目标为体育教学提供重要的指引，制定科学化的教学层次目标可以激发学生的学习动力，还可以有效提高学生的学习效率。如果教学目标设置难度过低，学生就会觉得毫无吸引力，感到枯燥无聊，注意力也无法集中；教学目标如果设置过高，学生就有可能无法跟上教学的节奏，最终也达不到预期的教学目标，严重的话还会打击他们对于体育学习的自信心。因此，体育教师一定要注意教学目标的科学分层，这样各个层次的学生都能够展现出比较理想的学习状态，促进他们在各自所处的层次水平尽自己最大的努力，最终实现共同进步。

（3）对教学内容进行分层。教学内容的合理分层对于教学目标和教学任务的完成具有重要的意义，也是有效提高教学质量的关键性因素。对教学内容的分层，主要体现在教师要根据学生的不同的情况安排不同难度和种类的教学内容。教师需要根据学生的身体情况和自身技能接受能力进行合理的设置，比如说对于身体素质较好的、运动技能水平较高的学生可以适当提高其学习内容的难度，这样可以激发学生对知识的探索欲，以帮助他们达到更高层次的学习境界；对于基础较为薄弱，身体素质偏差的学生，可以分配一些较为简单的练习内容，主要目的是逐步提高其体能素质水平，同时还要使其保持学习的兴趣和信心。通过安排分层式的教学内容，可以使每一位学生都获得相应的进步，从而可以提高整体的教学效果。

8. 对分课堂教学法

对分课堂是一种教学课堂的新模式。对分课堂的核心思想是把一堂课的总时长一分为二，一半用于教师的讲解，另一半由学生自由讨论和自主探索学习。后面的一半时间强调的是学生的自主学习和相互交流，突出了讨论的重要性，这样可以发挥出学生的学习潜能和积极性，自主完成对知识和技能的深化理解。对分课堂的应用不仅可以降低教师教学负担，还可以提高教学质量，改善教学效果。

（1）对课堂时间的合理分配和利用。对分课堂最关键的要点，就是要将教师的讲授和学生的交互式学习分开，而且要保证在这两个阶段的中间要安排一定的时间让学生将教师讲授的知识要点和动作技能消化吸收。所以，有人将对分课堂称之为 PAD 课堂，这是因为其具有 PAD 这个界限清晰、相互分离却又相互联系的三个过程，即讲授、内化吸收和讨论。

（2）对学生进行合理分组。在划分讨论小组的时候，教师要注意尽量使各个小组实力均衡，男女生比例要合理搭配。因此，在分组之前体育教师对学生的基本情况要做一个详细的了解，既要保证各组实力相当，也要注意任务分配的均衡性，这样一来，能体现各组之间的公平竞争，制造出一定的悬念，激发学生学习的动力和潜能，同时，男女生的合理搭配，在完成任务的过程中还可以起到性别特性互补的作用，使体育课程更有激情，也能产生更好的学习效果。

（3）宣布任务之前要做好引导和启发的工作。教师在布置一个具体的任务之前要对任务的要求进行详细的讲解，并启发学生学习讨论的思路，促使学生对学习任务有比较全面和深刻的理解。体育教师要让学生对整个学习的重点和难点都有所了解，同时也要对本次课程的目标和内容也有所把握，让学生在相互沟通、交换意见之前先想一想如何才能够更好地实现任务目标。

（4）给予学生平等表现自我的机会，同时要注意让所有的学生都能够清楚地观察到他们的展示。通过随机抽查和预先制定的量化标准基本可以对对分课堂的实际学习效果做一个客观公正的判定。主要环节设置合理，学生的表现遵循流程安排，一般的话可以获得比较理性的效果，但是不能排除会有个别的小组偏离主题，教师要及时指出来，并给予合理的建议。

在对分课堂教学中，体育教师要提醒学生在开展讨论的过程中以主题内容和教学目标为中心，以防止剑走偏锋、脱离主题而造成无谓的损耗。也就是说，教师要主动承担"总导演"等角色，为学生提供适当的指导，以提高学生的学习效率。

第三节 高校体育教学设计的原则及策略

一、高校体育教学设计的原则

"高校体育教学是培养学生全面发展的驱动力，更是应用型高校通识教育体系的重要组成部分。只有科学制定适合大学生成才成长的教学设计，才会有效促进学生自我锻炼认知的转变，达到全面提升学生的综合素质，助力学生德智体美劳的协调发展。"①

（一）学生中心原则

教师和学生都是教学活动的主体，到底以教师为中心还是以学生为中心也是许多教师在教学活动中面临的问题。中心不同则教学设计的出发点、落脚点和过程都是不同的。在体育教学设计中，教师要明确以学生为中心，才能符合现代学校体育发展规律、满足新时期体育教学改革的需要。

具体而言，坚持以学生为中心的原则大致包括三点：①引导学生全面认识自己在体育技能学习中的优势与劣势，并及时反馈学习效果，培养其自主学习和主动解决问题的能力；②给学生充分的发挥空间，为学生创造不同情境，让其将所学知识运用到情境中；③发挥学生的主动性，鼓励学生发现并解决问题，激发其创造精神。

此外，以学生为中心还要考虑学生自身的知识结构和现有经验，把握不同年龄段学生的生理和心理需求，在全面了解学生的基础上，做到尊重学生，构建平等、和谐的师生关系。当然，以学生为中心不意味着一切以学生为准，在发挥学生主体作用之时，还要忠于教材，完成教学目标。以

---

① 杨明.通识教育视角下高校体育教学设计研究[J].吉林农业科技学院学报，2021，30（3）：121.

学生为中心的原则要求体育教师在组织教学活动时做到以下两点：

1. 因人制宜

因人制宜要求教师针对不同学校和不同学生设计不同的教学步骤，学校教育水平和学生的基础能力都会对教学设计产生影响，因此，教学设计要在把握学情的基础上展开，教师平时要养成研究学情的习惯。研究学情不能停留于表面工作，大多数教师将学生的测试成绩作为了解学情的唯一途径，这显然是不全面的。成绩的产生还有许多影响因素，这些因素不能通过一个数字就反映出来，因此，教师想要深入了解学情可以通过选出个案、深入调查的方式实现。

2. 因材制宜

因材制宜的"材"就是教材，不同的教材切入点、难度都各不相同，学生对不同教材的适应能力也不同。因此，在设计新教学内容时，教师先要对现有教材有一个大致了解，明确该教材的长处与不足，如有些教材缺乏对必要基础知识和相关背景的介绍，此时就需要在教学设计中补充这些内容，启发学生观察、比较、分析，培养学生的认知能力和自学能力。

（二）全体发展原则

全体发展原则就是要让每一位学生都学有所得，共同进步。这就要求教师在教学设计中要针对学生的综合水平进行分层教学，为不同层次的学生找到最适合他的教学内容、教学方法。因此，教师在设计时要力求全面，既要满足综合水平较高的学生的发展需求，也要兼顾综合水平较低、学习吃力的学生群体的要求。在教学目标设计环节，教师可以对他们分别设立不同的目标和要求，避免因目标设立过低阻碍优秀学生突破自我、不断进步，也能预防因目标设置过高而让后进生产生挫败感和退缩的念头。总之，全体发展原则就是在体育教学设计中要关注个体差异与不同需求，确保每个学生受益。

（三）快乐体育原则

快乐体育原则强调高校体育教学设计要坚持趣味性。学生作为学习活动的主体，其学习主动性越强则教学效果越好，因此，教学设计应切忌枯燥、单薄，要激发学生的学习兴趣，引导其发挥学习自主性。具体来说，教师在选择教学内容、教学方法的时候，应当充分考虑学生的需求和学生的认知特点，为学生创造愉悦、轻松的学习情境，唤醒其学习兴趣。当然，设计不能一味追求趣味性，这种趣味性是有条件的：一方面，趣味性要从学生的实际出发，如学习状况、个人兴趣和身体素质等；另一方面，趣味性设计应以实现教学目标、完成教学内容为目的，不能脱离课程限定的教学范畴。总之，快乐体育原则就是让学生在体育教学中领悟体育活动的乐趣所在，培养其终身体育的意识。

（四）目标导向原则

体育教学设计是提高体育教学效果的重要环节，因此体育教学设计应树立系统思想，做到体育教育思想目标化、体育教学目标过程化，并要通过体育教学设计与体育教学实践的高度协同来充分体现体育教学的价值。体育教学设计是通过发现教学问题、策划解决教学问题的预案来实现体育教学目标的准备过程。体育教学的任务就是帮助学生从起始状态达到目标状态；体育教学设计就是为了制订科学、合理的教学实施方案，高效地帮助学生实现这种状态的转移。体育教学设计的每一个环节、每一个步骤都要考虑对教学目标实现的作用和效果，检查设计的每一个环节是否有助于向着目标状态的高效转移。目标导向原则是指高校体育教学设计必须紧扣体育教学目标，所有教学环节的设计都以目标为导向，体育教学设计方案要保证教学实施过程的行为与目标保持高度一致，为目标的实现服务。

二、高校体育教学设计的策略

体育教学设计是体育教学中最为重要的环节，体育教学设计策略是为实现特定的体育教学目标而制定的教学模式、方法、形式和教学媒体等教学过程中所涉及的各个因素的总体考虑。正确把握体育教学过程中的基本问题，认识和理解体育教学设计策略的要求，是教师做好教学设计的关键。

（一）坚持健康第一的"魂"

健康第一是新时期体育教学设计的指导思想，它强调以人为本，超越传统只强调体质健康的观念，提倡科学、全面的健康观，并将其融入体育教学目标的设计中。

在体育教学中，科学的健康观应该包括饮食健康、发育健康、身心健康等多方面的内容。其中，饮食健康是指学生应该养成良好的饮食习惯，摄取均衡的营养，避免偏食和过度摄入不健康的食物，以维持身体的正常运转和发展；发育健康强调学生在成长过程中的身体发育要符合正常的生理规律，培养正确的姿势、健康的骨骼和肌肉发育；身心健康关注学生心理和情感的健康发展，通过体育教学可以培养学生积极向上的心态、良好的情绪管理能力和社交技巧，提高他们的心理素质和品质。

在体育教学目标的设计中，除了强调学生的体质健康，还要注重其精神和品质的健康发展。体育教学应该以培养学生的身体素质为基础，同时注重发展学生的个性、创造力和团队合作精神。通过各种体育活动和训练，可以培养学生的自信心、毅力和合作能力，增强身体的控制能力和协调性，提高身心素质。

（二）设计课堂教学的"点"

新时期，高校体育教学设计的策略选择要兼顾体育教学中课堂教学的"点"。课堂教学的"点"包括理念点、目标点、技术点、重难点。

1. 理念点

理念点是一堂课的教学中教师想重点贯彻落实的行动方向。教师不仅需要把这种理念体现和设计到教学方案中，还需要积极设计活动或教学场景，让抽象的理念通过具体的教学实践来呈现。比如，体育教学中想培养学生的合作精神，就可以设计需要团队合作的课堂活动，如拔河、两人三足等，通过这些活动，学生能在实践中直观感受合作的重要性，学会相互协调、相互帮助，合作精神自然就产生了。

2. 目标点

目标点就是将大目标分解为诸多子目标，这些子目标就是所谓的目标点（即单个的知识点），实现子目标就意味着知识点已被学生接受、掌握，诸多子目标的实现汇聚起来就共同促进了大目标的实现。

3. 技术点

技术点是根据教材本身的动作结构和动作要点确定的，是长期以来从不同运动项目的教学与训练中总结提炼出来的，在运动技能教学和练习中需要被关注。

4. 重难点

重难点就是学习任务中相对较难理解和掌握的部分，对体育教学而言，每项技能训练，乃至每堂课的重难点都不一样，教师对重难点的界定需要综合考量学生的学习水平、教学的具体目标等因素。因此，重难点不能采取"一刀切"的方式，针对不同层次的学生，重难点自然也各不相同。

（三）形成整体设计的"链"

新时期，高校体育教学设计的策略选择要形成整体设计的"链"，环环相扣，为实现目标服务。教学目标贯穿整个体育课堂，从上课铃响起到课程结束，整个课堂都是为实现教学目标而服务的。在教学设计中，每个环节都与教学目标密切相关，形成一个有机的整体。

第一，教学导入。这一环节旨在通过引发学生的兴趣、激发学习动机，为后续的教学活动做好准备。教学导入环节的目标是吸引学生的注意力，让他们理解本节课的重要性，并明确自己在学习中的角色和期望。

第二，运动热身准备。这一环节旨在为学生提供身体和心理上的准备，使他们进入状态，为运动技能训练做好准备。运动热身准备的目标是预热肌肉、增加心肺功能、提高灵敏度，并激发学生对运动的兴趣。

第三，开始运动技能训练。这是体育教学的核心环节。在这个环节中，教师通过示范、解释和指导，帮助学生掌握运动技能，培养其动作协调性、力量和灵活性等方面的能力。运动技能训练的目标是使学生掌握相关的运动技能，并能够在实践中灵活运用。

第四，训练结束。这一环节旨在总结和回顾本节课的内容，让学生对所学的知识和技能有所收获和反思。训练结束的目标是巩固学生的学习成果，帮助他们将所学应用到实际生活中，并为下一节课的学习做好铺垫。

整个教学设计链的各个环节相互联系，构成一个完整的教学过程。每个环节都紧密围绕教学目标展开，通过有针对性的教学活动和指导方法，引导学生逐步实现目标。同时，教师还可以根据学生的实际情况和学习进展进行灵活调整，确保教学链的连贯性和有效性。

（四）突出教学之中的"变"

在新时期的高校体育教学设计中，要注重突出教学中的"变"，以实现教材生动化和教法创新。体育教学的个性化更多地基于不同的体育教师在"如何教"方面的独特思考和具体教育教学智慧或策略的应用。这使得各高校在体育教学中，教学内容、策略、环境、过程和评价等方面呈现出丰富多样、变化多样的趋势，一些富有创意的运动已经成为学生重要的学习内容。

第一，引入多样化的教学内容。教师可以结合学生的兴趣和实际需求，引入多样化的体育运动和活动，例如冰雪运动、极限运动、健身操等。这样能够激发学生的学习热情，培养学生的多样化运动技能。

第二，创新教学方法。教师可以尝试运用创新的教学方法，例如项目化教学、合作学习、游戏化教学等。通过这些方法，可以使学生更主动地参与学习，培养其解决问题和团队合作的能力。

第三，创造积极的学习环境。为了激发学生的学习兴趣和积极性，教师可以营造积极的学习环境。例如，设置多样化的学习任务和挑战，提供良好的器材设施，鼓励学生自主探究和实践。

第四，个性化教学。教师应根据学生的差异性和特点，采用个性化的教学方法和策略，如了解学生的兴趣、能力和学习风格，有针对性地设计教学内容和评价方式，以满足学生的学习需求。

第五，教学评价的多样性。传统的体育教学评价主要以成绩为导向，但在新时期，教师可以采用多样化的评价方式，包括自我评价、同伴评价、任务评价等。这样可以更全面地了解学生的学习情况和进步，并给予及时的反馈和指导。

（五）搭建学生发展的"台"

新时期体，高校体育教学设计的策略选择要搭建学生发展的"台"，提供学生尝试、讨论与发展的平台。教师需要在设计活动和教学实践环节给学生搭建不同的平台，真正体现教师的"导演"角色和学生的"演员"角色。教师通过设计不同的演出或练习场景，帮助学生习得体育文化知识、技能，获取运动的经验，领悟师生活动中的情感变化和社会化过程，养成正确的体育态度和价值观等。在这个舞台上，学生可以成为课堂的主人。在一定自由空间的合作学习中，教师为学生提供了充分展示自己才华、发掘自己潜力的天地；帮助学生组织调配、相互交流、合作竞争、想象创造等，为学生综合能力的提高提供了有利条件。

第三章 高校体育课堂教学与专业人才培养

第一节 高校体育课堂教学的准备与管理

一、高校体育课堂教学的准备

体育是我国高等教育体系中的重要组成元素，在促进高校学生身体生长发育、增强学生体质方面有着无法替代的功能性作用。体育课的准备，通常称备课，即课前准备。备课可以有不同层面的理解——从宏观层面来说，只要跟上课有关的、所做的方方面面的准备都可以称之为备课，不仅包括对教材的分析、对学生的分析，还有教学策略设计、场地器材的规划等；从微观层面来说，备课可以理解为写教案。教师应充分了解备课各要素，为课堂教学打下坚实基础。

备课是将思维转化成实操的过程。体育教师对体育学科要有过硬的把控能力，要掌握教育一般理论和体育基本原理，并了解当今体育课程改革的动向、学生的身心发展规律等，还有一些宏观层面的东西也需要了解。上好一堂课，备好课是前提保障。

体育教师在进行备课时，要考虑到各种影响因素，因为备课的本质就是一种"预先设想"。在教学实施的过程中会存在一些不确定因素，备课就是以思考的结果为依据，将教学内容操作化，编排成可供学生学习的过程。在备课过程中，最主要的就是根据单元教学设计方案，制定出课堂教学方案，备课其实是不断细化的过程。在备课的过程中，要对各种因素进行全面充分的衡量、分析、评判，其中包括课程、学生、教师自身、教材、场地器材等。

因此，教师有必要掌握备课过程中需要遵循的一些基本的、体育所独有的理论和规律。

（一）把握高校学生的发展规律

了解学生是备课中的一项重要内容，学生不仅是教学的对象，而且是教学的主体。教学是师生的双边活动，只有教师的积极性而没有学生的主动性是很难上好课的。备课不备学生，不了解学生的情况，就很难掌握好适宜的尺度。因为，教学内容的安排要考虑学生的机能状态；教学任务的确定要依照学生的素质水平；教学方法的选择要推敲学生的接受能力；运动负荷的大小要适应学生体质的强弱。

备课时，只有充分全面了解学生，才能做到因材施教。对学生了解得越多越全面，备课的依据越充分，教学的针对性越强，教学效果也就会越好。备课是上好课的关键之所在，教师通过备课了解学生，可以加强备课的目的性、针对性和实效性，从而优化教学过程，发展学生潜能，促进学生人格的健康发展。

1. 身体素质发展

高校阶段的学生身体增长的速度逐渐减缓，他们的身高、体重、胸围、肌肉、骨骼都接近成年人的标准。身体发育基本成熟，骨骼已基本骨化。神经系统发育完全，大脑皮质和机能已达到成人水平，兴奋和抑制过程基本平衡，第二信号系统起着重要的调节作用，但神经联系的复杂化和大脑活动的机能仍在日趋完善。教师在备课时，应该抓住学生身体素质的关键期，有针对性地设计一些身体练习项目或内容，以促进学生身体素质的发展。

2. 人类动作发展

人类动作发展对体育学科的学习来说是非常重要的支撑理论，因为体育学科本身以身体练习为主，在学习技能的过程中，基础就是动作。因此，教师要了解动作的发展规律、动作的发展特征以及动作的发展序列。教师在备课时，所选择的教材、内容要符合该年龄阶段学生的动作发展规律，并且能够诊断学生动作能力或技能水平是否符合特定年龄段的发展水平，以及识别学生动作发展的正常序列，避免动作发展滞后带来的学习和生活障碍。

人的动作发展具有一定的时序性，教师在备课过程中所需选择的教学内容、方法、手段等都应该注意每个阶段学生在动作发展层面上的需求，注重对各时期主要动作的干预教育。

体育学习最重要的就是为后续的发展打下良好的基础，而这一基础就是发展好学生的基本动作技能水平，这样能够更好地为后续的体育学习和锻炼打下坚实的基础。动作技能的学习与发展是一个不断变化的过程，它是遵循人类动作发展的序列而发展的。

（二）解析高校体育学科的教材

从体育学科本身来说，由于体育项目的种类比较丰富多样，所以可供选择的教材也就比较广泛。例如，田径中的跳远、铅球等，球类中的足球、篮球等都有各自的教材。教材是进行教学的基础，是解决教什么和为什么教的关键，对教师课前准备、科学制定教学策略有重要意义。

1. 教材解析的意义

分析教材是整个备课工作的基础，也是备好课的主要环节。只有把教材烂熟于心，才能为备好课提供必要的条件。对教材的分析是备好课、上好课和达到预期教学目的的前提和关键，对顺利完成教学任务、实现教学目标具有十分重要的意义。

（1）对教材的分析有助于教师掌握体育教材的逻辑体系。分析教材有助于教师掌握教材的逻辑体系，尤其是体育学科的学习，它是以身体练习为基础的学科，在动作技能学习上有一定的逻辑性。因此，只有全面熟悉教材、分析教材，清楚前后学习内容之间的关系，才能够把握好教学活动的高效性。

（2）对教材的分析有助于满足学生的发展需求。分析教材能够使教师清楚教材的价值所在，尤其是对于体育教材的分析，可以知道教材的健身和教育价值的所在，继而组织编排适用于教学对象的学习内容，最大限度促进学生的身心发展。

（3）对教材的分析有助于教师科学地设计教学活动方案。分析教材能够了解整个教材的基本内容，清楚教材中各部分之间的结构体系，把握好教材的特点。在分析教材的基础上，选择必要的学习内容以丰富教学内容，促进学生的学习，使教师对教学活动进行科学的设计，达到教学活动方案的最优化。

（4）对教材的分析有助于全面贯彻和落实体育与健康课程标准。通过认真钻研教材，全面理解和掌握教材，深刻理解教学目的和任务，把知识、能力、情感态度和价值观等培养目标具体化，并把它们合理地内化到整个学期的各单元以至每节课的教学之中。

此外，钻研教材不仅是体育教师教学工作的重要内容，也是教师进行教学研究的一种主要方法，还是教师的教学能力和创造性劳动的充分体现，对于教师业务素质和自身素质的不断提高、教育理论知识的加深理解、教学质量的提高都具有十分重要的意义。

2. 体育教材的分类

由于体育项目的种类比较丰富多样，所以可供选择的教材也就比较广泛，而教材又是进行教学的基础，是解决教什么、怎么教的关键。不同类别的运动技能教材，在进行设计和实施教学模式时是有区别和侧重的，准确把握动作技能"类"的归属是有效教学的重要一环。因此，教师应该对体育教材的分类有一定的了解。

体育学科的学习，应考虑的是具体的内容，即具体的运动技能。作为教师应该对学生学习的内容进行具体化的分析，这将有助于教师对教材的把握，保障设计的科学性。运动技能依据不同的标准分类，可以对运动技能有不同的理解。尤其是其划分有助于教师对教学内容的深入了解，以便于教师对教学计划方案的设计。

　　针对运动技能的学习来说，将运动技能划分为开放式和闭合式两类，是目前与体育学习特点比较契合的分类法，这种分类法能够更好地服务于体育教学。以这种分类法来设计和实施体育教学活动，既能够使体育教师更好地理解教材的特点，又能够有效促进学生运动技能的学习。

　　（1）开放式运动技能教学。开放式运动技能主要根据外部环境信息的反馈进行调节，动作时空结构须根据外部环境变化做出相应调整。学生在做出技术动作之前要事先判断周围情境的变化，来选择相应的技术动作，即操作的环境线索可预测程度低、不稳定。以足球为例，在运球过程中，必须判断对手的位置、速度、方向，以及对手之间的位置、过人空间，才能决定采用何种技术动作绕过防守队员。在这个过程中，对手的各种信息就是情境变化，这一类基于即时情境变化刺激的运动技能称之为开放式运动技能。综观体育课堂教学的项目，如篮球（不包括罚球）、足球、排球、羽毛球、乒乓球等，都是开放式运动技能项目。学习这类运动技能应达到减少开放性或不可预期性的目的，使学习者确切把握环境的变化，具有处理外界信息的能力与对事件发生的预测能力。

　　（2）闭合式运动技能教学。闭合式运动技能在多数情况下主要依靠内部本体感受器的反馈来调节动作的方法、顺序，即动作操作的环境线索可预测程度高、稳定性强，学生在做出技术动作之前不需要考虑外部情境的变化。以武术套路为例，学生在做动作之前就已经知道下一个动作是什么，只需要考虑动作的准确性、规范性就可以完成技术动作。这类不需要考虑外部情境变化，具有一定指向性的运动项目称为闭合式运动技能项目，如健美操、武术套路、跳高、跳远、铅球等。

　　闭合式运动技能学习的规律基本上是反复地练习，从而建立对该项运动的一种记忆。这一过程是闭合式技能学习的过程，属于本体感受器所介入的反馈进行调节的动作，完成动作时外部环境在本质上是相对稳定的，要求动作尽可能稳定、精确。学习这些技能的关键在于反复练习，直到达到理想的模式和自动化程度。

二、高校体育课堂教学的管理

　　随着素质教育的深入发展，立足当前高校体育课堂教学实际，革新课堂教学模式，已成为高校体育教学工作者面临的新课题。高校体育教学的中心环节是课堂教学，要提高教学的质量，就必须优化教学过程。每个体育教师在上课时都会有一些收获或不足，无论多么成功的教学课，总会存在可改进的地方，为使其臻于完满，就需要优化体育教学过程。

体育与健康课堂教学常规，是为了保证体育教学工作的正常进行，对师生的教与学提出一系列的基本要求，是学校体育教学管理的一项工作。规范体育与健康课堂教学常规，不仅有助于建立正常的教学秩序、严密课的组织，而且对加强学生的思想品德教育，促进学生身心的健康发展都有十分重要的作用。

（一）课前常规

教师课前常规包括两点：①教师课前的准备和编写教案。教师课前应主动与班主任及体育干部约定，及时了解所上体育课班级的学生情况，并根据了解到的情况认真备课，写好教案。②场地、器械的准备和清洁卫生工作。教师应组织、指导学生或亲自动手，及时布置和检查场地，准备教具，一切准备工作应在课前准备就绪。

学生在体育课前应充分休息，饮食适度。若因病、伤、女生例假不能正常上课，课前由体育干部或学生自己主动向教师说明，教师应根据不同情况，分别妥善安排。

师生在检查和整理好自己的服装（只能穿运动服、运动鞋）后，应按约定的课前几分钟到达规定的集合地点，等候上课。

（二）课中常规

1. 教师课中常规

（1）教师待体育干部报告后，向学生宣布该课的教学目标、内容要求等教学安排，并指出这节课易出现的安全问题，然后逐步按计划进入教学状态。

（2）教师按教案进行教学，在无特殊情况下，不得随意更改；关心爱护所有学生，对学生进行适时鼓励，与学生共同创建和乐的教学气氛。

（3）注意安全卫生。

（4）教学结束后，进行小结和讲评，让学生及时知道自己课中的表现。提出课后学习的要求，预告下节课的内容，布置学生课后归还器械和场地整理工作，有始有终地结束一堂课。

2. 学生课中常规

（1）学生准时按指定地点集合上课。上课铃响后，体育干部进行整队，向教师报告班级情况。

（2）学生上课时，要专心听讲，仔细观看教师动作示范和启发引导，并积极思考，分析理解动作要领，有疑难问题及时提出，有机地把大脑思维与动作练习结合起来。

（3）学生须自觉遵守课堂纪律，爱护场地、器械，在教师的引导下，与教师共同学习、努力完成课的各项目标。

（4）教学结束后，学生进行自我评价和对他人评价，并协助体育教师归还器械和进行场地整理工作。

（三）课后常规

第一，教师每次课后，应及时进行教学反思，并做好书面总结，如总结经验、提出改进措施等。

第二，教师要检查布置学生课后归还器材等工作的执行情况，以保证下节课教学的正常进行。

第三，对缺课的学生，要做好书面考勤记录，并进一步地调查清楚，必要时给予补课或课外辅导。

第二节　高校体育课堂教学的组织与评价

一、高校体育课堂教学的组织

高校体育课堂教学的组织是体育教学正常有序开展的纽带，良好的体育课堂的组织管理，既是体育教学质量的保证，也是体育教师业务工作的基本内容之一，更是检验体育教师教学能力的重要内容。体育课堂教学是指在学校规定的一节课中，按照教学计划规定的内容，由专任教师和学生在规定的教学时间及地点进行体育教授和学习活动的过程。

高校在体育课堂教学概念中包含三个规定因素：①有规定的时间，即体育课堂教学是在规定的时间内进行的（通常每周是按一定间隔时间安排两次课）；②有规定的内容，并有专任教师进行有目的、有计划的规范系统的教学；③有规定的教学地点，它区别于课外体育活动和学生自由的体育锻炼行为（通常是安排在各种体育场馆内进行的）。

（一）编班教学

第一，按自然行政班上课。可按原班男女生混合上课，多用于体育教师较少的学校里。

第二，按男女生分班上课。可将同年级若干班级的男女生先分别合起来，再按编班容量分成男生班、女生班分别上课。

第三，按选项模块分班上课。可将具有相同兴趣和爱好的学生组成若干个班，再以班为单位分别上体育课。

（二）分组教学

第一，随机分组。随机分组就是按照某种特定的方法或标准，将学生随机分成若干小组。小组成员之间没有共性，小组间也没有明显差异。随机分组简单、迅速，具有一定的公平性。缺点是无法很好地做到区别对待，无法考虑学生的兴趣爱好与体育需求，不能满足学生个性的发展及需要。

第二，同质分组。同质分组是指分组后同一个小组内的学生在体能和运动技能上大致相同。同质分组的方法在教学中常自觉和不自觉地得到运用。

第三，异质小组。异质分组是指分组后同一小组内的学生在体能和运动技能方面均存在显著差异。异质分组不同于随机分组，是人为地将不同体能和运动技能水平的学生分成一组，或根据某种特别的需要对"异质"

进行分组，从而缩小各小组之间的差距，以利于开展游戏和竞赛活动。

二、高校体育课堂教学的评价

（一）高校体育教学评价及其发展

1. 体育教学评价的功能

体育教学和其他学科一样，是按照规定的教学计划和标准进行有目的和有组织的教育活动，而体育教学评价是检验体育教学质量的重要指标，需要教师与学生共同参与，通过制定科学的标准，根据体育学科教学目标，对体育教学活动的过程和效果进行评价。

（1）导向功能。体育教学评价对于体育教学活动具有导向作用，能够引导教师进一步完善教学内容与模式。不同的学科有不同的评价标准，而不同的评价标准也会有不同的评价结果。评价结果是教师对教学效果判断的重要基准。根据评价结果，教师对学生学习的时间、重点等进行科学、合理的分配。在这一点上，体育教学与其他学科相同，教师所规划的教学内容、重点等都会根据体育教学评价结果进行适当调整。

（2）诊断功能。体育教学评价的诊断功能主要是针对体育教学过程的鉴定，通过体育教学的结果分析其原因，使教师可以发现体育教学中存在的不足和成效，让教师能够逐步改进，以提高教学质量，并更好地实现教学目标。体育教学评价的诊断功能可以使教师了解体育教学过程各个方面的情况，对教学效果有客观了解。例如，教师可以通过了解学生体育课上所学的知识和所面临的问题，对教学方案和方法进行改进，从而制定更有针对性的体育教学方案。对体育教学情况的诊断，能够为体育教师进行后续的教学活动提供反馈，让教师能够从中了解教学方案的适用性，判断现有教学方案是否符合教学要求、是否需要进行调整。

（3）调控功能。不同的教学模式需要不同的评价方式，也会有不同的评价结果，教学评价是一种阶段性评价，每一个教学阶段都会有一定的教学评价，以检验教学情况和效果。根据特定的标准进行评价后，得出的教学评价结果为教师提供教学反馈，教师能够从中了解学生对体育知识和技能的掌握程度，并根据教学评价结果对体育教学活动的内容和形式进行调控，从而改进教学方式。

（4）激励功能。体育教学评价的结果对体育教师而言，是一种教学成果反馈，教师可以通过教学评价结果了解自身的教学情况。科学合理的体育教学评价对教师而言是一种激励，能够激发教师教学工作的积极性和主动性，让教师更愿意投身于教育活动。良好的教学评价能够反映出学生学习体育课程的积极性，以及对体育任课教师的认可度。同时，为了获得良好的教学评价，教师会不断地对自身教学方式和内容进行改进。这也体现了教学评价的监控作用，能够强化和促进教师的良好教学行为。

2. 体育教学评价的分类

（1）按照评价基准进行划分

第一，相对评价。教学评价中的相对评价是指在评价教学活动之前，需要将被评价对象中的一个个体设置为一定的评价基准，将其他评价个体逐一与评价基准进行对比，以确定评价个体自身的相对位置，判断评价集体中每一个评价个体的相对优劣。一般来说，教学相对评价的基准是集体的评论水平，之后比较每一个评价个体所处的位置，如体育锻炼标准的达标、体质评价等都是。相对评价具有一定的优势，教师能够从中了解学生的总体情况，也能够了解不同学生之间的学习差异，具有适用性强的特点。但是，教学相对评价也有一定的缺点，因为相对评价需要建立一定的评价基准，而评价基准是不断变化的，所以教学评价很容易与教学目标偏离。

第二，绝对评价。绝对评价是指根据体育教学目标对体育教学设计方案、教和学的成果所作的评价。绝对评价将体育教学评价的基准建立在被评价对象的群体或集合之外，把群体或集合中每一位成员的某种指标逐一与基准进行对照，从而判断其优劣。与相对评价相比，绝对评价的标准相对稳定和客观，教师能够获得更加客观的评价反馈，学生能够从中了解自身的学习情况，也能够看到自身与客观标准的差距；学生可以通过评价结果与客观标准对自身的学习方式等进行进一步改进，对学生和教师具有促进作用，这是教学绝对评价的优势。其缺点是评价标准的确定有一定的困难，很容易被主观意愿影响。

第三，自身评价。除了相对评价与绝对评价，自身评价也是教学评价的重要部分。自身评价与以上两种评价不同，自身评价是被评价个体对自身学习情况的一种评价，即被评价个体根据自身情况对自己的各方面能力进行评价。这一评价类型主要是为了适应不同个体的差异性要求，不同的被评价个体学习情况各不相同，为了更加高效地对每个个体进行科学评价，必须通过自身评价了解被评价个体的自我认知。

（2）按照评价功能进行划分

第一，诊断性评价。诊断性评价一般是指在教学活动开始前进行评价，通过对被评价个体的学习情况进行鉴定，对教学计划顺利、有效实施进行测定性评价，这一评价又被称为前置评价。在体育教学前期，通过对前期教学情况进行评价，对学生的学习水平、学习基础、学习态度等进行全面诊断，可以对学生的学习情况有一个大致了解，并与体育教学目标相结合，之后根据诊断性评价结果进行体育教学内容的设计，并进行教学决策。诊断性评价一般在课程、学期、学年开始或教学过程中进行，方便教师对学生的学习程度进行了解，并据此更加有针对性地设计教学方案。

第二，形成性评价。形成性评价与诊断性评价不同，形成性评价是教学过程中的评价。在体育教学设计活动中进行的评价主要是形成性评价。在教学过程中，教师通过对教学目标和教学内容进行过程性评价，并对教学活动各个要点的层次关系进行分析，对学生的学习进展情况进行及时了解，能够从中了解体育教学的成效，为教师进一步教学提供根据，同时，通过及时分析评价结果，教师可以更好地调整和改进体育教学工作，巩固教学成果，并有利于进一步完善教学活动，保证教学目标得以实现。形成性评价主要是为了改进、完善教学过程，有利于对学生所学知识加以复习巩固，并为后期学习奠定基础。

第三，总结性评价。总结性评价与诊断性评价相对。诊断性评价是前置评价，而总结性评价是后置评价，是在体育教学一个阶段结束后的评价，旨在考查学生掌握某门学科的整体程度，评价的内容较广。总结性评价是对学生一个阶段学习成果的检验，如学生对体育知识以及技术的掌握程度是否与体育教学目标相一致。此外，总结性评价不仅是对学生学习成果的检验，也是对教师教学成果的检验。

（3）按照评价内容进行划分

第一，过程性评价。体育教学活动中的过程性评价，主要是针对体育教学活动中教学环节设计的评价，检验各个教学环节是否达到体育教学的目标要求。过程性评价对于体育教学活动而言，是对体育课上为使学生逐步掌握体育知识和技能所设计的各种体育竞赛游戏、活动等进行评价，学生在学习体育技能的过程中对技能的学习和掌握的方式，需要体育教师进行一定指导，在指导过程中，教师会运用针对性的教学方法，让学生能够更加快速地掌握技能，而过程性评价是对这一过程的检验，也属于一种总结性评价。

第二，结果评价。与总结性评价相类似，结果评价是对体育教学成果的评价，在体育教学活动完成之后，针对教学成果进行评价，是对学生各方面能力的一种判断，学生和教师都能够从中获得一定反馈。

（4）按照评价方法进行划分

第一，定性评价。定性评价作为一种重要的评价方法，评价标准主要是指标体系中各种规范化行为的优劣程度。在体育教学评价中，定性评价一般以评语的方式表现。

第二，定量评价。除了定性评价之外，定量评价也是体育教学评价的重要方法。定量评价是对教学活动在"量"方面的评价，这一评价方法运用通常与数学有关的方法进行检验，如统计分析、多元分析等方法。定量标准有利于提高评价结果的精确性和客观性。此外，定量评价需要在一定的数据基础上进行分析，并得出规律性的结论。定量与定性评价相辅相成，两者有着密切联系。

3. 体育教学评价的原则

体育教学评价是一种以教学目标为标准，对学生和教师进行系统化、综合性评估，并处于不断发展、不断完善的体系，对于提升教师的教学质量，增强学生的学习力和独立思考能力有重要的参考价值。

（1）科学性原则。在体育教学评价中，应注重从评价程序和方法以及评价目标入手，进行科学设计和安排评价标准，尊重客观规律，做到从实际出发，避免教学过程中的盲目跟风、经验主义，进而提高体育教学过程的科学性、合理性、严谨性，提升教师的教学质量。

第一，端正态度。如果在体育教学评价过程中质疑科学，盲目迷信个人经验，甚至是以个人直觉作为作出决策的依据，必然会导致不良后果的产生。

第二，健全体系。建立健全的、合理的评价体系，才能合理安排和设置课程内容，实现理论与技能的双重教学。

第三，科学的方法。科学的方法是体育教学评价沿着正确、合理的方向发展的重要途径，直接影响评价结果是否公正、公平、正确。

（2）客观性原则。客观性又称真实性，与主观性相对，指事物客观存在，并不以人的主观意志为转移的属性。在体育教学评价中贯彻客观性原则，需要以实际存在的资料为依据，坚持实事求是的态度，对体育教学取得的实际成果、教师的教学质量及学生的学习质量进行客观评价，不掺杂主观臆断和个人情感，否则，就会使体育教学评价失去原有意义，变成个人情感输出的工具，甚至做出错误的策略调整。

第一，态度客观。评价者要坚持公正的立场，客观地对被评价对象作出判断。

第二，方法客观。评价内容、方法与主体要多元化，多方面、多角度地搜集资料，制定适合所有被评价者的方法。

第三，标准客观。尊重被评价者的个体化差异，制定客观标准，适应不同群体的实际。

（3）激励性原则。在体育教学评价过程中，通过评价对象的语言、情感和恰当的教育教学方式，给被评价对象不同层次的肯定和认可，使之在心理上获得自信，进而改善不足、促进发展，这种原则被称为激励性原则。贯彻激励性原则，有两方面不容忽视：①确保评价结果的公平、公正、公开；②秉持"理论联系实际，注重事实"的原则，尊重被评价者的个性和可能性，以激情的激发替代一味的灌输，使其愿意接受评价结果。

（4）全面性原则。全面性原则要求评价者在进行体育教学评价时，把被评价者作为一个有机统一整体看待，对其全面考查和描述，既要肯定取得成效的一面，又要看到存在的问题，多维度、综合性，面面俱到。

第一，充分考虑各个评价对象。体育教学评价的对象既包括教师的教学质量，又包括学生的学习质量，以及双方在教学过程中的良性互动和结果，这些内容构成体育教学活动的过程。只有充分考虑各个评价对象，才能避免制定评价体系时陷入片面化的误区。

第二，兼顾主次矛盾。主要矛盾在体育教学过程中占据主导地位，对整个过程的发展起决定作用，所以对主要矛盾的重点关注十分必要，但也不能忽视影响体育教学的其他因素。

第三，有效结合定性评价和定量评价。只有把二者有机结合，使之相辅相成，才能全面评价体育教学成果。

（5）可行性原则。可行性原则指教学评价要从当地教学实际情况出发，评价内容、方案、指标、方法等都要符合具体条件，能够施行，而不是空想。

第一，简便易行的指标体系及方法技术。既要清晰明了，便于被评价者自我认识、自我纠正，又要便于实施和监督。

第二，科学合理的评价项目设置及等级划分。若项目过多，被评价者始终无法完成，则会使被评价者陷入自我怀疑；若项目过少，则达不到预期效果。

第三，适应体育学科特色的评价指标。不同学科有不同的特色，要制定适应体育教学特色的评价标准，尊重学科发展规律。

（6）一致性原则。统一思想、统一方法、统一目标、统一标准是进行体育教学评价的重要前提，只有坚持同样的标准进行评价，才能区分被评价者的优劣，进而找到适应不同被评价者的改进方法；只有同样的标准，才能让评价变得有理有据。在体育教学评价过程中，对教师和学生提出统一的评价标准和指标，实际上是给他们提出具体的奋斗目标和要求，这些标准和指标在教学活动中不能因为不同学校的硬件设施、师资力量、校园环境等因素而变化。

4. 体育教学评价的发展

（1）体育教学评价内容的改革

第一，改进评价体制，实施多方位评价。在传统教学中，学生评价教师时处于被动地位，多数情况下，学生的评价权利会被忽视，而教师处于主导地位。因此，多数情况下，评价成为教师的"专利"。在教学中改革评价体制，主要从三方面入手：①教师需要在教学中对学生的身体素质进行了解，以综合素质、运动能力以及学生在学习和锻炼中的表现作为评价依据。具有针对性的评价，往往更加容易调动学生的学习积极性。②"水平目标"的设立使得不同教学阶段的教学任务有所变化，教师需要改变对体育内容的选择，体育教学的方式以及方法都要朝着多样化发展。③教师要在体育教学中依据学生的运动技能、参与项目、心理健康、社会适应、身体健康五个方面设立评价内容，多方位、全面地对学生进行评价，从而保证评价内容的客观性和科学性。

第二，组建学习小组，增强学生协作能力。组建学习小组，并以学习小组为单位进行评价。该方法在很多情况下都被使用过，其中较多地应用在队列、队形练习、小组排球和篮球比赛、早操及课间操、各种距离的接力赛跑中，能够更好地增强小组成员的协作能力。建立评价小组的主要目的在于促进学生提高社会适应能力。因为小组内学生成绩具有统一性，某一个学生的学习表现是否良好，影响整个小组学生的学习情况，如此一来，小组内其他学生会主动监督不自觉的成员，大家互相监督，健康积极的班级学习氛围就会愈加浓烈，对提高学生学习积极性、协作能力具有非常大的帮助。

第三，评价学生的标准由单一变为综合。在体育教学中，部分学生先天条件优秀，不用积极锻炼也能在体育测试中获得良好的成绩，而一些学生因为先天不足、自身条件不高的限制，即使在体育课堂上非常积极地锻炼，在体育测试中也难以取得理想成绩，如此一来，会对先天条件较差的学生心理产生一定的影响。因此，体育教学评价学生的标准需要由以往单一的锻炼为标准转变为以综合能力为标准。体育成绩中，单一的评价并不全面，也不科学，还应该对学生进行综合考量，正确的方法便是按照最新颁布的《国家学生体质健康标准（2014 年修订）》对学生进行考核，如此能够兼顾体弱的学生，让其在体育运动中有参考标准，也能够让先天条件优秀的学生朝着该标准继续努力，可谓是一举两得。

第四，综合运用过程评价与结果评价。在传统的体育教学评价过程中，仅仅重视对学生学习结果的评价，重点关注学生的运动成绩，而忽略学生学习过程中的行为表现，从而导致教师和学生一味地追求最终的学习成果，感受不到体育运动带来的乐趣，学生的学习动力没有被激发出来，体育教学效果自然也无法突显出来。因此，要打破传统的体育教学评价模式，综合运用多种不同的评价方式，对体育教学活动进行全方面、多元化评价，同时将评价结果及时反馈给学生，让学生寻找自身存在的缺点并加以改正，有利于学生正确、客观地认识自己的学习情况。过程评价是指在教学过程中直接评价学生的"练习过程"，运用这种评价方式，除了可以提高学生的积极性之外，还起到一定的监督和激励作用。对于先天条件较差但努力练习的学生，过程评价可以提高他们的自信心，激励他们积极参与体育活动；对于先天条件优秀但缺乏积极性的学生，可起到监督和促进作用。

（2）体育教学评价的发展趋势

第一，更新评价理念，扩展评价内容。体育教学的评价理念除了要体现出科学性，还要符合素质教育发展的要求。高校要明确体育运动在素质教育中的地位和作用，根据学生实际的体育运动情况，制定详细的培养计划和目标，并根据体育教学目标设计相应的教学评价指标。需要注意的是，教学评价指标的设计要符合科学性要求，教学评价方法的选用要符合有效性要求。目前，各方都加大对学生素质教育的力度，但并不意味着文化教育的重要性有所降低，更不能说明体育教学仅仅局限于形式，而是要从本质上建立体育教学评价的指导思想。对于评价理念的创新发展，具体有两种正确的做法：一种是改变评价视角，从单一的评价视角转变为多元的综合评价视角；另一种是在淡化考评选拔价值和作用的同时，强化教育、反馈和激励等作用。如今，无论是教育领域的工作者，还是学术领域的工作者，都普遍认为各高校所制定的体育教学目标各不相同，并且教学目标具有多样性的特征。对于体育教学目标的实现，体育教学评价起到积极的促进作用，体育教学评价内容的设计取决于教学目标。因此，体育教学评价内容也趋于多元化，评价内容除了包括知识与技能的考评，还包括评价对象的主观表现，比如情感、兴趣和态度等主观层面。

第二，实施个体化相对评价。从学生发展角度看，处于青春期阶段的学生是非常热爱体育运动的，但现实情况与此不一致，随着学生的成长，其对体育运动的抵触心理和厌倦情绪越来越明显，原因在于体育教学目标的设置不合理以及体育教学方法的选用不恰当，尤其是对统一评价指标体系的错误运用。比如，每个学生的先天条件各不相同，有些学生具备优秀的先天条件，即使没有付出足够的努力也能取得一定成果，而先天条件较差的学生，要想取得优秀的成绩，则需要付出更多的时间和精力，也就是说，先天条件的差异化影响学生参与体育运动的积极性。基于此，需要逐步实施个体化相对评价。通过结果评价方式，调动学生参与体育运动的积极性。

（二）高校体育教学设计方案评价及实施

1. 体育教学设计方案评价的意义

（1）可以不断更新体育教学设计理论，促使其更好的发展。

（2）可以让教师对体育教学过程有全面的认识和了解。

（3）可以检验体育教学设计方案是否完整、科学、合理。

（4）可以帮助体育教师熟悉体育教学设计的过程和具体实施步骤。

（5）可以在实施体育教学设计方案之前对其进行检查，不断完善，以保证后期教学的正常进行，为学生提供高质量的体育课程。

所以，对体育教学设计方案进行评价是优化体育教学方案中最主要的步骤。

2. 体育教学设计方案评价的方法

（1）设计者进行检查和评价。设计者按照体育教学的相关要求进行检查，将需要完善的方面整理出来，并进行反馈。

（2）邀请其他体育教师对体育教学设计方案进行评价。可以让有经验的体育教师结合自身工作实际和体育教学要求，分析体育教学设计方案的合理性和可实施性，为设计者提供修改意见。

（3）邀请体育教学理论和实践方面的专家对体育教学设计方案进行评价，在理论和实践方面为设计者改进方案提供指导。

3. 体育教学设计方案的具体评价步骤

（1）制定评价标准。评价标准的制定可以采用百分比、等级制等。在制定评价标准时应当尽可能地采用定性和定量相结合的方法。为评价某一动作技能的掌握情况时，可让学生单独展示所接受的动作技能。学生在独立的状态下，能够顺利演示学习的动作技能，可认为学生的技能掌握是有效的。

（2）选择评价方法与工具。经常使用的主要评价方法有测试、调查和观察。测试主要是通过一定的器材、方法，设置一定的项目或试题，对学生的行为样本进行测量的系统程序。测试适合于收集体育与健康的认知目标的信息。调查一般有两种方法：问卷法和访谈法。其中，问卷法是指通过书面形式向学生提出问题，从学生的答卷中获取信息的方法；访谈法是指通过与学生进行个别交谈或集体座谈获取信息的方法。观察是为了达到某种评价目标，通过在现场记录所观察的，获取必要资料的方法。在进行观察之前，要准备好观察所用的表格和记录工具，明确观察内容，做到有的放矢。

（3）收集设计资料

第一，向体育教学设计方案的设计者收集资料。在开始教学前，应向体育教学设计方案的设计者说明情况，即评价方案的目的是更好地了解方案的质量而非设计者本人的能力，设计者本人不必紧张和焦虑。

第二，观察教学。使用体育教学设计方案的过程中，需要安排专人对整个教学过程进行观察并记录，记录的内容包括六项：①进行每一项体育教学活动所需要的时间；②教师在教学中如何指导学生、开展各项教学活动；③学生提出的问题主要集中在哪些方面；④教师对于学生的问题是怎么解决的；⑤学生在学习过程中的表现，即学习是否主动、有无认真听教师讲解；⑥学生的知识掌握情况。

第三，后置测试和问卷调查。体育教学设计方案一般会先试用一段时间，试用后对其进行测试或通过问卷调查的形式进行评估。测试可以得到学习者的成绩，问卷调查主要是相关人员反馈自己对教学的意见。测试和问卷调查一般分开进行，在体育教学设计方案试用结束后开始。如果是为了了解体育教学设计方案对体育健康知识和动作技能等方面的作用，测试和问卷调查则应该推迟一段时间进行。

（4）归纳和分析资料。分析观察通过测试和问卷调查所获取的信息。具体做法是：对照相关要求，将所获得的数据与之对比，观察两者之间的差距。通过对比发现其中存在的问题，然后对这些问题进行分析，找出问题产生的原因并进行改善。

（5）评价结果报告。评价完成后，把对体育教学设计方案的评价等情况以书面形式呈现出来。形成性评价的内容主要包括九项：①体育教学设计方案的名称；②体育教学设计方案试用时遵循的原则；③体育教学设计方案试用的具体范围；④使用过程中需要注意的问题；⑤体育教学设计方案在评价时的侧重点；⑥对体育教学设计方案的总体评价；⑦体育教学设计方案存在的问题及需要完善的地方；⑧对体育教学设计方案进行评价的人员姓名和职称；⑨评价体育教学设计方案所用的时间。除了要提交评价书面报告，还需要提交评价数据表、采访相关人员得到的反馈、分析说明等。

第三节　高校体育教育专业人才的培养策略

一、"体医融合"视域下体育教育专业人才的培养策略

（一）明确人才培养目标与规格

传统的培养目标已不足以培养适应时代发展的新型人才。当前社会存在许多非体育教育专业的学生通过教师资格证考试进入体育教师行业。然而，这些学生缺乏对体育和健康教育的了解和掌握。未来社会需要的体育教师应具备综合的体育和健康教育知识，而非体育教育专业的学生很难满足这一要求。因此，高校应该紧跟社会需求，明确并优化人才培养的方向。作为培养人才的基地，高校的目标是培养能够适应社会需求的学生。

要深化扩展"体医融合"实践，就必须把握"体医融合"内在的逻辑，领悟"体医融合"时代的价值，并深入分析"健康、疾病、医学、体育及其关系"。因此，高校需要重新构建和明确人才培养目标，培养出既能进行体育教学又具备健康教育教学能力，同时掌握运动医学知识和预防处理运动损伤能力的人才。这符合国家对于"体育与健康"师资的培养要求。培养目标和规格应包括：①培养具备全面的体育教育专业知识和技能，能胜任学校体育教学、健康教育教学、课外活动组织、训练和竞赛工作等多项任务的综合型人才；②要求掌握基本的体育教学过程中所需的基本运动医学知识，以及预防和处理运动损伤的基本能力。

（二）完善"体医融合"相关的课程

高校的主要目标是培养体育教育师资，因此课程设置应符合体育专业的特点。在确保提供体育教育专业所需的技能课程的前提下，有必要完善并增加"体医融合"课程的比重，坚持以健康为导向，让体育回归本质，即为促进健康服务。

高校应将与"体医融合"相关的课程和学生应掌握的基本技能课程设为必修课。高校可以增设运动人体科学课程，这类课程是医学与体育学的融合，强调"体医融合"教学的特点。因此，需要重视安排与"体医融合"相关的课程，增加"体医融合"和健康教育课程的比重，并将这些课程贯穿整个大学四年，扩大学生的体育知识面。

除了理论课程，高校还应增加类似于预防运动损伤和康复的实践技能训练课程，如体育课伤害事故预防和运动康复课程。同时，可以将心肺复苏术等列为选修课，供学生学习。这类课程能够将学生所学知识应用于实践，确保学有所用，让学生能够在关键时刻为危急患者提供医疗帮助。

高校还可以定期举办健康知识讲座，邀请医学院的知名专家和教授传授与体育相关的专业医学知识，并教授学生如何预防和干预慢性疾病。另外，高校可以要求学生完成一定量的在线医学课程学习，因为网络课程对学生来说更加便捷，学生可以灵活安排时间进行在线学习。

（三）构建"体医融合"教育平台

构建"体医融合"教育平台可以有效培养学生终身体育意识，推动他们进行科学、安全的锻炼和体育活动。教师可以利用该平台传授健康知识，引导学生掌握运动技能，从而提高学生的整体健康状况。这个平台能够帮助学生改善生活状态，树立正确的健康观念，养成良好的健康生活方式，促进身心全面健康发展。

（1）"体医融合"教育平台应具备实用性，能够及时了解学生的健康信息，满足他们的健康需求。举例来说，可以在高校现有的教育平台上构建"体医融合"的服务模块，增加健康教育内容，以便学生能够便捷地获取相关健康知识和资源。

（2）"体医融合"教育涉及的范围广泛，需要多学科、多部门的协作，如需要高校的行政部门、教育部门、校医院保健部门以及师生共同参与其中。高校通过"体医融合"教育平台记录学生的健康信息，建立学生健康档案，包括入学时的体检报告和体测数据等。学生可以随时获取自己的健康信息，以便进行运动风险评估，并制定科学合理的运动计划和运动处方。

（3）利用互联网平台、校园广播以及学院微信公众号等渠道，加大"体医融合"教育的宣传力度，营造良好的学习氛围。学生可以通过学校微信公众号建立健康平台，通过打卡等方式发现自己的不良生活习惯，并从中得到指导来加以改正。同样，通过打卡的方式可督促学生进行体育锻炼，提高身体素质。此外，高校应注重学生的健康问题，包括身体健康和心理健康，定期对其进行体检和提供心理咨询帮助，促进学生身心健康的发展。

（四）建立高校健康教育体系

（1）对于建立健康教育体系，高校应积极响应国家政策号召，改革人才培养方案。现有的传统人才培养方案已无法培养符合新时代要求的人才。高校应采纳"体医融合"教学理念，树立"体医融合"的体育健康观念，创新培养目标，将健康纳入人才培养方案，并将体育教育、健康教育紧密结合，培养学生的健康意识和终身体育意识。

（2）应完善课程体系，注重健康教育。其中包括：①运动能力教育。该部分在体育教育专业中已相当成熟和完善。②健康教育的目标是增加学生的健康知识、培养健康生活习惯和增强体质。③医学教育应加大"体医融合"和健康教育相关课程的比重，增加健康知识相关的课程，并合理安排理论与实践课程的比例。实践课程可以包括心肺复苏、包扎止血、人工呼吸等内容，以重点培养学生的实际操作能力，使知识得以应用。

（3）应创建一个吸引体育教育专业学生积极参与各种体育活动的平台，以促进学生的参与度。该平台可以定期举办各种体育活动或游戏，创造积极的体育锻炼氛围，引导学生积极参与体育锻炼，提高身体素质。

（4）应加强培养体育与健康领域的师资队伍。高校应增加"体医融合"专业的教师人数，具体可以通过内部培养和外部引进的方式。对于本校教师，首先要打破他们传统观念中"体医不相融"的观念，提高体育教师的

"体医融合"教学素养，并定期进行相关培训。同时，可以组织体育教师参观医院或医学院，进行交流学习，并邀请医院专家和医学院教授来校进行医学保健等相关知识的讲座。另外，高校还应积极引进体育与健康领域的师资，以充实教师队伍。

（五）完善教学考核评价体系

评价体系是决定人才培养质量的关键。考核评价的目的在于了解学生的学习水平。为了提高评价的准确性和全面性，高校需要改变传统的以运动技能和身体素质为主的考核评价体系，建立一个以体育技能与理论知识、"体医融合"基础知识与实际操作能力为主的考核评价体系。这个体系应该包括学校考核评价体系（以运动技能为主），以及学生社会实习单位考核评价体系（以健康指导为主）。

由于"体医融合"的特殊性，高校可以从以下两个方面来设定评价指标：

（1）体育运动技能的评价指标，主要考核学生是否具备扎实的体育教学所需的知识与技能。

（2）"体医融合"基础知识（健康知识）的评价指标，突出健康的重要性。这可以通过对运动技能、理论知识、社会实习考核以及毕业论文的评价来体现。评价的形式可以多样化，包括教师评价、学生互评、定量考核等，以力求对"体医融合"的效果进行全面客观的评价。

在评价体系中，社会实习单位的反馈是最能直接反应学生的实际学习水平的。因此，高校可以让学生去健身房、社区健康服务部门、医院的康复保健部门等地实习，以增加他们的健康实践经验。高校可以制定具体的考核项目，比如专业技能情况和实习单位对实习生的评价情况等，以全面评价学生对体育、健康和医学知识与技能的掌握情况。

二、核心素养视域下体育教育专业人才的培养策略

（一）制定多元培养目标，促进学生全面发展

（1）在核心素养理念的指导下，以"学生的全面发展"为基础的基

本培养目标。旨在培养学生的德、智、体、美全面发展，使其具备一定的人文底蕴、现代教育和健康教育理念，同时具备良好的科学精神、责任担当意识和实践创新精神。学生应该具备乐学善学的品质，同时具备信息意识、国际视野和终身学习的意识。这套基本培养目标满足了新时代社会对高等教育本科人才的素质要求，符合培养"学生的全面发展"教育目标的内容，对提高体育教育专业学生的综合素质具有积极的影响。

（2）该专业培养目标针对自身特点，基于国家和社会对该专业学生总体培养要求，突出了专业特性和学校培养特点，并遵循了该专业学生身心发展的规律，旨在培养学生扎实的体育教育专业知识、专项运动技能和熟练的体育教学技能。学生应该具备成为体育教师的基本素质，并具备在学校从事体育教学、课余体育锻炼、学校运动训练与竞赛、体育科学研究和体育管理等方面的能力。这样的培养目标对体育教育专业学生在专业知识与技能、专业素质、专业能力等方面都有明确的要求，为进一步设计具体的人才培养规划打下了基础，同时将人才定位为体育教育复合型人才。

体育教育复合型人才的内涵在尊重体育教育专业特性的基础上，拓宽了该专业学生的就业途径。该专业的职业定位主要包括学校体育教师、学前教育体育教师和特殊教育体育教师。制定多样的职业与人才定位顺应了体育教育专业发展和社会需求的趋势，有助于拓宽体育教育专业学生的就业路径、提高学生的核心素养。

（二）培养规格层次分明，提高学生综合素质

（1）知识方面，应根据素养类知识的要求设立相应的等级和标准。例如，在计算机知识方面，可以要求学生具有文献检索和资料查询能力，掌握计算机基础应用知识，并获得国家一级计算机等级证书。在英语知识方面，可以要求学生具备阅读、听力、口语和写作的能力，能够基本阅读与本专业相关的英文文献，并通过全国英语等级考试达到三级水平。通过对素养类知识设定可量化的标准，教师可以重新思考素养类知识的教学目标，学生也可以更明确学习目标，有助于他们综合掌握知识。

（2）素质方面，应明确规定学生应具备的专业素质和具体目标。专业素质要求可以总结为学生应具备基本的体育教育专业知识、技能、方法

和体育教师的职业素质。具体目标可以根据不同类型的院校发挥学校的办学特点和优势。例如，体育类院校可以规定学生的专项运动技能应达到国家二级运动员水平；师范类院校可以规定学生应具备体育教师的从业资格，并获得教师资格证书；综合类院校和地方本科类院校可以规定学生应熟练掌握至少两个项目的体育竞赛裁判法，并达到国家二级以上裁判员水平。基本素质方面应体现核心素养理念的教育思想，包括具有国家认同感和社会责任感，以及良好的思想道德和职业素质等基本品质，同时具备人文底蕴、科学精神、学会学习、健康生活、责任担当和实践创新的核心素养。

（3）能力方面，应将专业能力细化，并将抽象的核心素养转化为具体的能力。例如，将文化基础转化为文字表达能力，将科学精神素养转化为科学研究能力、批判思维能力、辨证能力和探索能力，将学习素养转化为自学能力和文献检索能力，将健康生活素养转化为健康教育能力和自我管理能力，将责任担当素养转化为社会适应能力和沟通与合作能力，将实践创新素养转化为解决问题能力、实践能力和创新能力。

（三）增设专业相关课程，注重培育核心素养

体育教育专业应注重协调统一发展专业教育与通识教育。过去大部分高校过度强调专业教育，忽视通识教育，需要突破传统教育思维，调整学分比例，增加通识学分和选修课学分比例，提升学生的综合素质。在专业教育课程方面，应设立教师教育课程模块，提高体育教育专业学生的核心知识和专业技能。同时，坚持平台加方向的课程模块设置，尊重学生的多样化选择和个性发展。此外，还应整合专业教育课程，突破学科逻辑，以强化学生核心能力为主要目标。

对于体育教育专业学生来说，培养人文素养尤为重要。在优化通识课程结构的过程中，适当增加人文通识教育课程，重点加强传统文化、艺术鉴赏、人类物质文明和精神文明等方面的相关课程，加强人文教育。这样可以更好地适应时代发展下社会对于综合性人才知识的需求，提高学生的综合素质。在课堂教学中，应注重培养学生的人文精神，营造良好的课堂氛围，让学生明白人文教育对于提高个人综合素质的重要作用。此外，还应开设一定的人文实践课程，让学生在实践中感受人文魅力，增加人文底

蕴的积累，全面培养体育教育专业学生的人文素养。

同时，应大力加强体育教育专业学生的创新创业教育，建立体现创新素养的课程，培养学生的创新精神和实践能力，提升学生创新创业基本理论素养。同时，高校应积极引导体育教育专业学生参与创新创业活动，加强创新社团建设，为学生提供更多参与创新创业的机会，全面培养体育教育专业学生的创新素养。

调整专业核心课程应与基础教育改革相一致。高校可以适当增加体育与健康方面的课程，体育教育专业学生既是未来学校体育健康教育的承担者，又是传播健康知识的主力军。培养理念应以健康第一为指导思想。在制定培养目标时，应培养学生具备维护和促进个人及大众健康的基本素养，掌握扎实的体育与健康知识，能够通过健康的运动方式制定相应的运动处方，传播运动促进健康的思想，促进个体健康和全民健康的协调发展。一方面，学生应从自身出发，养成健康的生活习惯，掌握适合自身的运动方法和技能，能够有效管理自己，具备健康的体魄和良好的心理品质；另一方面，学生在本科阶段应学习体育与健康的基本理论知识，掌握科学锻炼和健康促进的技能与方法，为未来的学校体育与健康工作打下基础。为此，需要建立完善的体育健康课程体系作为有力支持。

（四）开展多样实践环节，提升学生实践素养

实践环节是培养学生实践创新素养的重要途径。为了提升效果，高校可以加强实践教学环节并适当延长专业教育实践时间。笔者推荐采取多样化的实践方式，包括教育见习、教育研习、教育实习和实习总结，以符合实践和认识的基本规律。同时，在教育实习阶段引入"双导师"责任制，即由校内指导教师和校外指导教师联合指导学生，在实践过程中加强对学生的管理。高校还可以建立科学的实践环节评价体系，将学生在实践环节中的表现纳入毕业要求中。

在论文设计方面，可以将论文设计的各个环节穿插在学习的不同阶段，避免学生在后期仓促完成论文。应该严格掌握论文设计的每个环节，并加强导师对论文的指导力度。导师指导学生论文环节也应纳入导师的年度绩效考核。此外，应加强教师技能的实践培养，并定期举办体育教育专业学

生的基本功竞赛，以全面提高学生的教师职业技能。

为了增强学生的社会责任感，应加强社会实践环节。在毕业要求中明确规定本专业学生应参与一定的社会实践，并增加社会实践的学分比例。对在公益活动或志愿服务中表现突出的学生，可以给予一定的学分奖励。此外，还应加强社会实践的指导，成立专门的社会实践指导小组。

第四章　高校体育教学模式的信息化发展

第一节　高校体育的微课教学模式

一、微课教学模式的解读

"随着信息化时代的到来，传统体育教学模式已满足不了当代大学生自主式、个性化的学习需要，信息化课程改革势在必行。"[①]微课是一种全新的教学理念，"微课"的中文全称是"微型视频网络课程"。大约在20世纪末微课开始在世界各国的范围内流传并被高校应用。微课的发展十分迅速，深受学生的喜爱。在全世界范围内，最早关注微课并将这种教学模式应用到教学实践中的高校是美国的圣胡安学院，在圣胡安学院的教学尝试中，他们把微课称之为"知识脉冲"，这种知识脉冲是很独特的知识，它能够带给学生不一样的学习体验。在微课教学中，人们运用最多的教学方式主要有两种：第一种就是在线学习，第二种就是移动学习。微课教学能够突出教学的重点以及教学的难点，教学时间都比较简短，一般控制在

[①] 吕超，刘道喜. 混合式教学模式下微课引入高校体育教学的研究与实践 [J]. 遵义师范学院学报，2021，23（2）：160.

10分钟以内，从而能够使学生高度集中学习的注意力，使学生都乐于学习，乐于接受这种学习的形式。

我国教育部教育管理中心的相关正式文件中明确规定，微课的全称为"微型视频网络课程"。由此可见，微课也是一种课程，它在教学中采用的呈现方式主要是教学视频。在实际的微课教学中，教师通常都会围绕一定的知识点展开讨论，结合微课视频开展一系列教学活动。从广义的视角进行分析，微课是一种解说或者一种演示，这种演说或者演示是围绕某个主题的知识点展开，同时，微课视频通常都比较简短，因而人们可以突破时空的限制利用微课开展碎片化的学习，学生的主要学习形式就是在线学习；从狭义的视角进行分析，微课设计的主要目的就是为了满足学生的实际学习需求，微课是以微课视频为主要载体的信息化教学活动。每个学生都是独立的个体，学生个体之间存在个体差异，因而微课能够使学生根据自身情况开展学习，能够实现学习的个性化。需要强调的是，微课和微视频是两个不同的概念，二者之间有一定的差异。具体分析而言，微课包含很多部分，如微视频、微课件、微练习等，因而可以说，微视频是微课的一部分，并不是微课的全部。

（一）微课的显著特征

"微课是一个结合新时代信息科技的新兴教学模式，与传统的教学模式相辅相成，与其他教学资源相配合、适时调整应用方式。"[①] 微课和传统的教学方式相比，具有很多显著的特征，主要包括如下五个方面：

（1）微课的主题更加明确。教师在教学实践中应用微课的主要目的就是为了解决很多传统教学模式在课堂中无法解决的教学难题，例如，教学的知识点复杂且缺乏一定的逻辑性、教学的重点和难点不突出等问题。

一般情况下，教师在制作微课视频时，他们都已经有了明确的主题，视频一般都是围绕教学中的重点知识或者难点知识展开的，这样微课教学就能够有鲜明的主题，也能够易于学生的理解，帮助学生理清学习的思路，

---

① 黄盛良．微课模式下高校体育课程的教学设计思考 [J]．当代体育科技，2020，10（24）：139.

使学生轻松地掌握教学中的知识点。

（2）微课更加弹性便捷。在我国传统的教学模式中，课堂教学时间一般都是固定的，即每节课一般规定为45分钟。在微课教学中，微课视频的时间一般都比较短，只有5～10分钟的时间，因而年龄比较小的学生在学习微课视频时比较容易集中注意力，不容易分心，而且这些短小的视频也很容易激发学生的学习兴趣。

此外，微课的资源易于下载和储存，学生只需要携带移动设备就可以随时随地开展学习活动，非常便捷，具有极大的灵活性。

（3）微课可以实现资源的共享。在互联网时代，网络为人们的生活提供了很多便利，它的显著优点就是网络可以实现资源的共享。由于微课教学依托于先进的网络技术，因而微课还有一个显著的特点，那就是微课可以实现资源的共享。

（4）微课的多元真实性。微课的多元特点主要是指微课的资源形式非常丰富，它不仅包括视频形式的微课资源，还包括微教案、微课件等教学资源，教学资源的形式是非常多样化的。和我国传统的课堂教学模式相比较，微课这种多样化的教学资源可以提升学生的学习兴趣，使教师的教学更加精彩。在日常的教学实践中，无论是教师还是学生，他们在利用微课资源时都能够从中学习很多东西，具体如下：

第一，对于学生而言，学生在利用微课学习时，他们可以利用相应的微练习来对已经学习过的知识进行练习和巩固，还可以利用相应的微反馈来检查自己的学习效果，并查看错误题目的答案，巩固自己的知识。这整个过程可以大幅度提升每个学生的思维能力，使学生对自己的学习能力有更加清晰的认识。

第二，对于教师而言，教师在制作微课的过程中既可以学习到很多微课制作技巧，又可以升华自身的教学技巧等，同时，这个锻炼的过程也有利于教师的专业发展。微课的真实性特点主要是指微课在设计时都会选择真实的场景，从而使教师把微课和传统课堂教学结合起来。具体分析而言，教师在选择微课的场景时通常都会选择和所学专业相关的场景，如教师通常会选择高校的体育馆等场所来录制体育教学中相关的微课视频，这样能够体现出微课的真实性。

（5）微课更加具有实践性、生动性。前四个方面的特点使得微课受到社会各界人士的好评，对于一线教师来说更是如此。由于微课开发的主体是广大一线教师，加之微课开发的本身就是以高校的教学资源、教师的教学与学生的学习为基础的，越来越多的高校通过微课这种新的学习方式进行探索研究，挖掘本校的微课建设，本身就具有很强的实践性。

在实践的过程中，需要注意微课的表达方式，生动活泼不仅体现在精美的画面、动听的音乐以及明确的主题上，还体现在精心设计的流程及其相应的互动方式上。

（二）微课教学的前提

（1）学生的自学能力。在微课教学中，学生必须具备较强的自学能力才能顺利地完成教师提前布置的学习任务，这就要求每个学生不断提升自身的自学能力。对于学生而言，自学能力的提升和很多因素有关系，学生不仅要端正学习态度，还要加强自身专注力的训练、提升自制力以及积极地排除很多消极因素的影响。

在实际的微课教学中，教师可以从三个方面来培养学生的自学能力：第一个方面，教师要在教学中采用多样化的措施来提升学生的学习兴趣，学生只有对学习充满了浓厚的兴趣，他们才愿意投入学习中去，也才愿意花费时间以及精力来学习体育；第二个方面，教师在教学中要多多鼓励学生，要多给予学生一些积极的评价，从而使每个学生都能够对自己充满信心，因为自信心对于学生而言非常重要，它能够让学生不断认可自我，这也可能成为学生不断进步的动力；第三个方面，教师要和学生之间建立一种十分融洽、和谐的师生关系，这样在微课教学中，教师和学生是处于一种十分平等的地位，学生也能够在十分愉快的学习氛围中学习体育知识、锻炼各项技能。

总之，教师应该在潜移默化中培养学生的自学能力，从而为微课的教学做准备。

（2）科学化的教学理念。基于信息化技术，各行业都开始了不同的变革，在教育领域也是如此。信息技术的支持，使我国的教育发展走上了快车道，各种信息技术得以应用在教育教学中，极大地提高了教育教学质量。信息技术使得各种教育设备具有了更高的可靠性，并且使用起来也更加便捷，网络技术的进步也使得教育教学不再受到地点以及时间的限制。先进的教育理论是实现信息技术与教学整合的必要前提，在教育教学中发挥着重要作用。从信息技术层面上看，信息技术在教育中应用的过程是信息技术手段在体育学科中的应用过程，而从教学改革上看，信息技术在教育中应用的过程则是教学改革的过程。理论与实践是相辅相成的，没有理论指导的实践是不会成功的，如果没有正确的理论做指导，教学改革将无法成功。

我国对推进信息技术在教育教学中的应用制订了一系列政策，提出了一些要求。教师和学生之间不再是简单的课堂上的联系，而是借助信息技术开展远程教学、网络协作教学等，这些多种多样的教学模式将教育与教学引入了一个更加高效的阶段。在信息化的教学环境中，教师和学生不再被动地讲解和学习知识，而是充分发挥网络的作用，教师可以在线指导学生开展学习，也可以先学生自学然后将疑问传递给教师，这种教学模式极大地解决了教师和学生不同步的问题。并且，学生可以随时随地开展移动学习，充分利用自己的碎片化时间。

在微课模式下，教学变得更为简单。由于微课视频的时长较短，则它占据的内存就比较少，下载只需要花费很少的流量，方便了学生在移动设备上观看和下载学习。微课视频还具有一定的其他功能，如可以随时观看和暂停、随时快进和后退，这些都为学生的学习提供了很大的方便。学生观看微课视频之后，如果不理解，还可以反复观看，当看到有兴趣的内容时也可以再次观看。微课还方便了学生在任何时间和任何地点来学习，没有课堂上学习的时间和空间限制，真正实现了碎片化的学习。微课打破了传统教学模式的限制，将各种优秀教师的教学课件、教学视频集中到微课平台上，使学生能够轻松地获得优质的学习资源，感受名师的教学课堂。微课拓宽了学生的学习渠道，丰富了教学资源，有助于学生掌握多元知识。这种教学模式，对教学和学习带来的变革是历史性的，也符合我国建设信息化教学的要求。微课真正将信息技术与教育教学结合起来，培养了学生自主学习的能力。

总之，微课利用现代信息技术实现了信息化教学，这种教学模式极大地调动了学生的学习兴趣，也解放了教师的双手，使教师有更多的时间研究教学方法，而不是制订教学内容，这是时代发展的结果，也是教学的发展趋势。

（3）成熟的信息技术。信息革命浪潮的兴起促进了互联网的全球化普及，让世界各地的人们可以更加近距离地交流。信息技术的发展同样也带动了其他技术变革，对社会发展产生了非常重要、深刻的影响。现代社会是信息化社会，所有领域都在试图利用信息技术进行变革，信息技术的快速发展对社会的发展产生了不小的影响，也提出了比较高的要求。在这一社会转型时期，人们必须要转变观念，用新的眼光来审视教育制度，对教学模式予以创新，并重点思考怎样在教学中运用信息技术，使信息技术成为教学改革的重要推动力。在这一高速前行的信息化潮流中，教育的目的也发生了变化，其中一个比较重要的目的就是，使人借助信息技术来丰富自己的知识，提高自己的专业技能。

信息技术对教育的变革体现在两个方面：一方面，它改变了人们的学习习惯与学习方式；另一方面，它改变了高校长期以来固有的教学模式。鉴于此，高校也要转变既有观念，重新审视信息技术在教学中的重要性，要适当引入信息技术，使其可以在教学变革中发挥重要作用。微课教学模式的开展离不开多功能教室的支持，在网络的支持下，教师可以根据教学需要从而创设出不同的教学情境。当教师利用信息技术向学生展示教学内容的时候，多方位的展示显然会加深学生对知识的了解，这样也利于课程的顺利开展。

（三）微课教学的类型

微课教学的类型划分并没有唯一的标准。按照不同的标准，微课教学可以有不同的分类方法，每种分类方法又可划分出不同的类型。

（1）按照用户与功能划分。按照用户与主要功能进行划分，微课教学主要有以下两种类型：

第一，学生学习微课。学生学习微课主要的用户是学生，一般是通过录屏软件来录制的，教师将对各学科的知识点的讲解录制下来，每个知识点大概在10分钟以内。这样学生可以根据自己的学习情况，选择自己需要的微课视频来学习。

第二，教师发展微课。教师发展微课主要的用户是教师，这种微课包含的主要内容是教学理念、教学方法、教学评价机制等，主要是对教师的教学技能来培训，也是教师设计教学任务的模板。教师发展微课用于教育研究活动、高校教师培训、教师网络研修等，这样可以提升教师的教育教学能力，改善教师的工作方式，促进教师的专业发展。

（2）按照教学方向划分。按照教学方向进行划分，微课教学主要有以下四种类型：

第一，讲述型微课。讲述型微课是一种通过口头传输的方式来进行教学的类型，教师在课堂上主要对重点和难点知识进行讲述。

第二，解题型微课。解题型微课是通过对一些典型的例题进行解析，来对其中的知识点进行教学的类型。

第三，答疑型微课。答疑型微课是通过对学科中存在的一些疑点进行分析，然后获得答案来进行教学的类型。

第四，实验型微课。实验型微课对自然学科比较适用，如生物、化学、物理等学科，学生可以通过实验步骤来学习其中的知识。

（3）按照录制方式划分。按照录制方式进行划分，微课教学主要有以下四种类型：

第一，摄制型微课。摄制型微课是通过电子设备如录像机、摄像机等来录制课件的方式，可以将课堂上教师讲解的一些知识摄制下来，形成教学视频。

第二，录屏型微课。录屏型微课是通过使用录屏软件来录制微课视频的一种方式，如可以使用 PPT、Word、画图工具软件等将教学内容整理出来，然后在电脑上讲解，在讲解的同时使用计算机上的录屏设备进行录制，可以将声音、文字、图画等内容收录进来，经过进一步制作之后就形成了微课视频。

第三，软件合成式微课。软件合成式微课是指事先制作好教学视频和图画，然后根据微课的设计脚本，导入不同的内容，通过重组形成一个完整且系统的微课视频。

第四，混合式微课。混合式微课包含以上几种类型，将之混合使用就成了混合式微课。

二、高校体育中微课教学的价值与可行性

（一）高校体育中微课教学的价值

（1）促进教育教学模式改革。对高校教育来说，微课是一项十分宝贵的教学资源，同时它也为高校的教育教学模式改革奠定了重要的基础。微课的价值和意义是深远的，它不仅会对学生产生很大的影响，还会对教师产生很大的影响。

在人们的日常生活中有很多场合运用了在线教育，如寒假或者暑假时间，学生利用在线教育完成教师安排和布置的教学任务。在具体的在线教育实践中，微课就成为重要的学习资源，微课的优点很多，如它的内容重点突出，它的时间一般比较短，能够快速吸引学生的注意力等。微课的这些优点就使微课成为在线教育重要的学习资源。对于教师而言，教师如果直接从网络中下载教学视频资源，往往还需要花费大量的时间和精力来处理这些教学视频资源，而教师如果利用微课开展教学则可以省去处理的时间，因为微课往往知识点清晰，易于教师使用。

（2）影响教师的专业发展。通常情况下，教师在教学实践中主要是向其他的教师同行学习和取经，从他们身上学习宝贵的教学经验。然而，在一个高校里面，教师的数量毕竟是有限的，教师在实践中可以学习和参考的教师是有限的。

在体育教学中开展微课教学则可以使教师扩大自己的交际圈，体育教师可以认识和学习很多其他优秀体育教师的教学经验，反思自己的教学过程、方法等，从而改进自身的教学。微课资源的制作者就是辛勤的教师，这些微课包含教师的教学思路和智慧，因而在教师实践社区中，不同的教师在交流和探讨微课资源时也是在学习和借鉴其他教师的智慧。这种交流和沟通有利于体育教师的专业发展。

（二）高校体育中微课教学的可行性

（1）微课有助于学生反复学习。在微课教学中，一个具有决定性影响的部分就是教学视频。对于高校体育微课教学来说，这一点也不例外。

在应用微课程教学之前，体育教师需要考虑众多因素，如学生的学习情况、不同院系学生的差异等，再在此基础上制作针对性比较强的教学视频。

当前多媒体技术飞速发展，在计算机的辅助之下，即使计算机水平比较低的教师也能够比较轻松地完成视频的录制。在教学视频中，教师可以对学生体育练习中遇到的问题进行重点讲解，并且可以通过亲身示范来向学生展示关键动作，而学生在学习微课程的时候，可以通过反复观看教学视频来达到掌握各种动作的目的。

此外，由于微课程的教学视频比较短小，往往在 10 分钟之内，学生可以在课下利用碎片化的时间随时随地反复观看学习，这为学生的学习带来了非常大的便利，也有助于教师体育教学水平的提升。就当前而言，高校的体育教学明显存在课时少、课程设置不合理的问题，这就导致学生的体育学习时间非常有限，也无法很好地掌握教师在课堂上所传授的内容，而教学视频则有效地弥补了这方面的不足，使课堂体育教学得到了很好的补充。

（2）微课有助于提高学生的学习兴趣。大学生正处于人生中的青年阶段，追求个性、敢于突破，对事物充满好奇心。微课是一种新兴的教学形式，对于学生来说，具有非常强的吸引力。

在体育微课教学中，教学视频是最主要的教学载体，教师围绕教学内容，选择合适的素材，制作教学课件，设计教学环节，并辅之以必要的教学反思、教学点评、测试考核等，从而构成涵盖诸多内容的体育教学微课程，这样的体育教学具有内容充实、结构紧凑等诸多优势，能够极大地激发学生的学习积极性，从而促进体育教学质量的不断提升。

与此同时，教师也可以在与学生的交流互动中了解学生的体育学习情况，并在此基础上对自己的教学计划与教学内容进行适当的调整，以促进体育教学质量的提升。由此可见，将微课应用于高校体育教学，是非常重要的。

三、高校体育中微课教学模式的设计要点

（一）高校体育中微课教学模式的设计内容

在设计微课的时候，需要先对学生进行细致的分析，充分考虑学生的实际学习需求，对课堂的主题进行细化处理，再根据需求合理地选择各种教学媒体和软件，最后在仔细斟酌的基础上选择微课的内容。设计好微课之后，可以在网络或者课堂上试用，根据试用的效果对微课进行优化调整，从而使其更加符合实际的教学需求。微课教学模式的设计主要包括以下方面的内容：

第一，设计教学目标。每一门课程都有其具体的教学目标，体育教学自然也不例外。体育微课的设计要根据教学目标的要求对重难点进行合理的设计。在此基础上，紧紧围绕教学目标对具体的教学过程进行设计。需要注意的是，教学目标的设计应当在充分考虑学生的基础上进行，这样才能使目标更加具有针对性。

第二，分析学生。如分析学生学习方面有何特点、学习方法怎样、习惯怎样、兴趣如何、成绩如何等，将学生的各种情况充分考虑在内，尽量使微课的设计具体到每一个细小的环节，以满足学生的多元化需求。

第三，分析学习内容。对知识之间的关系进行细致的梳理，可以在教学内容之后设计一些具体的练习，以便于及时把握学生的学习情况，从而获知学生微课学习中的重难点。在高校体育微课学习中，知识点是相对完整的学习内容，也是课程目标之下最小的知识单元，某一个概念或者动作要点都属于一个相对独立、完整的知识点。

第四，选择学习策略。在进行体育微课设计时，要重视学生的主体地位，根据具体的学习内容及学生的实际需求选择适当的教学方法。这对于学生更好地掌握学习内容是至关重要的。

第五，开发课程资源。微课作为一种新兴的教学模式，具有非常强的开放性与互动性，因此其资源也不局限于传统的教材与课本，而是多元化的，因此对微课资源进行开发时，要充分利用互联网的优势，注重资源的多元化。

第六，设计教学活动。微课的时间虽然比较有限，但是其内容是完整

的，因此微课也包括多个教学环节，每一教学活动的设计都要以学生的实际学习情况为前提，辅之以教师的指导，在各种教学活动中不断推动学生学习能力的提升。

第七，设计教学评价。微课教学评价的设计主要是为了了解微课最终所实现的教学目标是否同预期的一致。在进行评价设计时，要注意评价的多样性与全面性。

第八，微课在教学活动中的实施与评价反馈。微课在具体实施过程中的开展情况以及最终所实现的效果，都能够为微课的进一步调整与完善提供有效的依据。

（二）高校体育微课中教学模式的设计要求

在高校体育教学中应用微课教学模式，应当首先对其目标进行明确的定位，并综合考虑多方面的因素，才能使微课发挥价值。在对高校体育微课进行设计的时候，应该遵循定向性原则，将体育学科的内涵作为中心，紧紧围绕体育课程的培养目标开展各项工作，重视教学内容的设置，尊重学生的主体地位，使体育微课真正适合学生的需求，发挥原有的价值。

课程的设计往往需要根据学科的教学大纲与教学计划来进行，体育微课作为一种微缩版的课程形式，其设计自然也不例外。微课具有非常强的开放性，并且具备良好的开发潜能，能够使学生在学习中获得更多的自主权，因此微课对于高校体育教学具有非常重要的意义。具体设计要求如下：

（1）在对高校体育微课进行设计的时候，要将微课与体育常规紧密结合在一起。通常来说，体育课中都会有体育常规，微课也应当重视与体育常规的结合。微课是一种针对性较强的课程形式，其中的教学内容涉及了重点、难点或者是个别知识点的讲解，与体育常规结合在一起，能够使两者相辅相成，互为补充。每一所高校都有其自身的办学特色，微课的设计应当充分与高校的体育办学特色结合在一起，打造具有特色的体育微课。

（2）体育微课的设计必须将体育学科的定位作为指引，在对微课进行设计的时候，要对各种因素进行充分的考虑，如高校对于体育课的标准定位、高校对于学生的培养目标等，否则，会导致微课失去其本身的价值。

（3）在对体育微课进行设计的时候，应当重视对体育知识的筛选，将知识点的数量控制在合理的范围之内。微课作为一种新兴的教学形式，顺应了时代的发展潮流与高校教学的需要，因此，体育微课的设计也应当将满足实际的教学需求作为根本的出发点。体育微课重在对体育教学中的重点、难点进行讲解，具有很强的针对性。但是，这并不是说，在微课中可以随意设置教学内容，而是要在教学内容保持完整与系统的前提下进行微课设计活动。

（4）体育微课的设计要重视内容的创新性，并且要充分体现出体育教学重视学生身体锻炼的教学理念，使学生将体育知识的学习与体育锻炼充分结合在一起，最大限度发挥体育微课教学的价值。

微课是一种新兴的教学资源，它的发展是建立在实际的教学需求之上的，尤其是它能够紧紧围绕体育教学的知识点展开教学，因此在体育课程中的应用体现出非常强的针对性。需要注意的是，体育微课的设计必须在保持这一学科教学内容完整性的前提下来进行，对于知识点的选择不仅应当重视数量，还应当注重质量，充分体现体育课程的系统性与完整性。

（三）高校体育中微课教学模式的设计类型

高校体育教学具有自身的特点，根据这一特点可以将高校体育微课划分为体育理论微课和体育实践微课两种类型，具体如下：

（1）体育理论微课设计。体育课程的教学是紧紧围绕教学内容来展开的，教学活动既包括教师的教，也包括学生的学，是教与学有机统一的双向活动。体育理论的教学既要重视教师的教，也要重视学生的学，教师所开展的教学活动要有一定的目的性与计划性，并重视学生学习活动的反馈。此外，随着社会对人才的要求越来越高，体育理论微课教学也要跟随时代的步伐，不断创新教学内容与教学形式，以满足学生日益增长的学习需求。

（2）体育实践微课设计。由于体育教学有自身的特点，这就决定了这门课程的教学要将体育实践课的教学作为主体部分，而且教学活动也大多是在室外开展的。在体育实践课教学中，教师做出各种动作，学生进行观察，并模仿学习。在这一教学过程中，只有教师具备比较高的教学水平与示范水平，才能将各种动作教给学生，并使学生掌握动作的要领。

将微课应用于体育实践课教学应当注意以下四个方面的内容：

第一，在选择教学内容的时候，要遵循从浅到深、从易到难的原则，如果遇到一些知识点或内容需要进行拆分或整合的时候，处理起来应当非常谨慎。

第二，在设计微课的时候，教师要考虑两点：①微课是不是可以对学生的学习起到支持作用；②微课是不是可以帮学生完善知识体系。所以，体育微课的设计必须立足现实的教学情况，根据教学目标的要求以及高校自身的办学特点，有针对性地选择体育项目，使学生既能学会，又能用到实践之中。

第三，兴趣是最好的老师，体育微课的设计应当选择能够激发学生兴趣的内容。只有学生产生了兴趣，才能够投入体育学习之中，真正将终身体育的思想融入自己的内心深处，做到活到老、学到老、练到老。

第四，在设计微课的时候，应当一切从学生的实际情况出发。为学生提供更多的自由选择学习内容、学习时间、学习地点的机会，以促进学生学习效率的提升。

（四）高校体育中微课教学模式的设计原则

（1）适时分解原则。微课一个非常显著的特点就是使用方便，不受时间、地点的限制，所以，微课的容量体积自然就小，一节微课中所涵盖的内容量比较少，学完一节课所花费的时间也比较短。然而，这并不是说微课的设计是随意的，相反地，微课同一般的课程一样，具有非常强的整体性与完整性，它强调对教学内容进行适时的分解。因此，在进行微课设计的时候，必须遵循适时分解的原则，对具体的学习内容、学习方式以及学习环境等内容进行充分的考虑。

（2）聚焦性原则。在进行微课设计的时候，应当重视知识点的选择，将目光聚焦在重难点或者是考点上，使微课所涵盖的知识点更具有针对性。就高校体育微课的设计来说，遵循聚焦性原则是非常重要的，教师应当注重在微课中融入运动技能的重难点分解、容易出现的失误等真正为学生所需的知识点。如果学生对某些运动项目的需求比较多的话，教师则可以充分考虑项目本身的特点，抓住其中的重难点，制作真正适合学生的体育微课。

（3）简明性原则。微课之所以在时间上比较短暂，主要是考虑了学生在注意力集中方面的特点。通常而言，人的注意力在5～10分钟的时间内是最佳的，所以微课抓住了这一特点，力图在学生注意力最集中的时间里完成对知识的学习。因此，微课在知识点的选择上应当非常简明扼要，将重难点知识以及核心的技能技术重点突出，以有效地吸引学生的注意力。

除此以外，在进行微课设计的时候，语言的运用也要遵循简明性的原则，力图用最简洁的语言将知识点呈现出来，增强学生的理解与记忆效果。就当前而言，高校学生普遍具备了运用互联网搜集资料的能力，加上之前已经具备了一定的运动基础，所以大多数学生都能够很快地掌握一些比较基础的体育知识。所以，教师设计微课时应当充分考虑这一现状，力图使微课重点突出，简单明了，使学生能够更好地利用微课开展体育学习。

四、高校体育中微课教学模式的应用要点

（一）精心解读文本，科学整合教学内容

高校体育教学涉及的内容非常多，包括体育理论、心理健康、球类运动、田径运动等，因此教学的任务比较繁重，课程的时间安排上也非常紧凑。虽然体育教学内容多，但是并非所有的内容都适合采用微课的形式来进行教学。所以，教师必须对教材进行深入的研究，对其中的内容进行优化与整合，使各项内容有机地联系在一起。

例如，在足球基本技术的教学中，教师可将此内容整合为四个具体的项目，即基本特点、基本技术、基本战术和基本规则。这四个项目又各自可以划分为三个更具体的层次，即基础内容、提高内容以及拓展内容。基础内容包括运球（脚内侧、正脚背、外脚背）；运球过人；踢球（脚内侧、正脚背）；脚内侧接球；掷界外球；守门员接球。提高内容包括无球技术；大腿接球和胸部接球；头顶球；抢球技术的综合运用；守门员发球。拓展

内容包括组织以阳光健身、快乐足球为主题的班级五人制足球对抗赛。

由此可见，经过整合的内容非常清晰明朗，为微课的制作奠定了良好的基础。此外，学生也可以从整合的内容中选择真正适合自己的内容进行学习，从而有效地满足了学生的多元化学习需求。

（二）准确把握设计要点，确保微课质量

（1）凸显课程属性。由于微课是一种比较新颖的教学形式，因此很多体育教师对其了解得并不全面，认为利用微课开展体育教学，只要照搬一些其他课程的微课模式就可以了，殊不知，这样的体育微课很难体现出体育这门课程的特色，也会对体育教学的质量造成不良的影响。所以，体育教师在制作体育微课的时候，需要以"健康第一"作为根本的指导思想，在微课中凸显体育这门学科的特色，使知识、技能的传授同学生的身体锻炼和人格培养紧密结合在一起，不断提升学生的学习、生活质量。

（2）简短有趣。体育微课的设计也应当将时间控制在合理的范围内，为学生设置简短有趣的学习内容。

（3）创新性。学生是一个思想比较活跃的群体，好奇心强，喜欢接触新事物，因此微课的制作应当迎合学生的这些特点，体现出创新性。具体来说，应当注意两个方面：①微课的内容要具有时代性，贴近学生的生活实际，并且根据具体的情况随时进行更新；②微课的画面以及内容的呈现形式要追求新颖，吸引学生的注意力，如将动作分解融入有趣的小故事中，强化学生的理解与记忆。

（4）系统性。体育课程设计的内容非常多，因此教师在进行体育微课的制作时很容易陷入碎片化的困境，这样就很难对学生的知识学习起到良好的辅助作用。所以，教师在制作体育微课的时候，要对教材的主线给予特别的关注，强调知识点组合的系统性。

（5）实用性。体育教学除了理论知识的教学之外，还包括技能的教学，而且技能教学占据主要的地位。因此，体育微课的设计应当尽量做到通俗易懂、实用易学，与此同时，还要紧紧围绕体育技能的核心要素，将学习的重点加以突出，并且便于学生的自我检测。

第二节　高校体育的慕课教学模式

"现阶段，慕课作为高校授课的主要形式，在教学过程中起到补充和辅助的作用，高校很多学科教学都广泛应用慕课教学模式。"[①] 慕课是计算机网络技术迅速发展的产物，它具有大规模性、在线性、开放性、技术性等特点。正是因为如此，慕课在教育教学领域得到广泛应用。近年来，体育慕课教学是高校体育教学信息化改革的重点，也是体育教学信息化改革的重要方向。体育慕课教学模式克服了传统教学模式单一的弊端，确立了学生的主体性地位。

一、慕课教学模式的解读

（一）慕课的界定

慕课（MOOC）即大规模开放在线课程，是"互联网＋教育"的产物。MOOC 主要由 Massive、Open、Online、Course 四个单词组成，对其意义可以作出以下界定：

大规模（Massive）在慕课中主要强调的是在这一平台上注册学习的人数很多，同时也强调了注册人数不受限制。

开放（Open）在慕课中主要强调的是这一平台没有针对性，它面对的是全世界任何一个想要学习的人，同时提出了慕课这一平台对学生没有任何要求，只要想学习就可以在平台上注册学习。

在线（Online）主要强调的是利用计算机网络进行学习的一种方式，强调这一平台的网络性和在线性，强调学生者可以根据自己的时间来灵活安排自己的学习。

[①]　许颖珊. 由高校体育慕课引发的教学模式思考 [J]. 拳击与格斗，2021（4）：7.

课程（Course）的主要重点是提供一种学习资源，慕课利用多种社交网络工具和各种形式的数字化资源，以创造多样化的学习工具和丰富的课程资源为目标。

（二）慕课与传统网络课堂的区别

慕课虽然也是一种网络在线课程，但是它与传统网络课堂之间还是存在一些比较明显的差异的，主要体现在以下方面：

（1）慕课的教学目标与课程计划都是非常明确的。通常在慕课开始之前，教师会对课程的基本情况进行简单的介绍，包括具体的课程要求、教学进度安排以及学生需要达到的程度等。此外，学生也需要在上课之前用邮箱注册一个自己的专属账号，并且仔细阅读课程的相关介绍，这样才能够保障教学活动的正常开展。

（2）慕课中的教学视频不是对课堂教学与会议所进行的录制，而是专门针对慕课教学而制作的视频。

（3）慕课的教学视频有一个非常突出的特点，就是由多个长度在10分钟左右的小视频构成，这主要是考虑学生注意力的特点。

（4）微课的教学视频中设置了回顾性测试的环节，学生只有成功完成测试才能观看下面的视频，否则就要重新观看学习前面的内容。这样能够有效地提升学生的注意力，使学生在观看视频时更加用心。

（5）慕课针对学生的学习需求，设置了专门的作业提交区与学习交流区。学生在开展慕课学习的时候，除了要完成教学视频的学习之外，还要完成教师预先布置好的作业，并且及时提交完成的作业。除此之外，学生还需要参与到学习交流与讨论中，也可以提出自己的问题，通过与教师交流来解决问题。慕课还有一个优势，就是会组织一定的线下见面会，这样一来，学习同一课程的学生除了共同在线上开展学习交流之外，还可以在线下进行讨论、交流和学习。

二、慕课的类型划分

（一）基于关联主义的慕课

cMOOC 以建构主义理论为基础，是基于关联主义学习理论的慕课教学模式。

建构主义理论强调学生主动构建知识，而不是被动地接受知识。不同的人对同一知识的理解也是不同的，就如同不同的人对客观世界的理解也存在着一定的差异。基于此，学生在学习过程中，不能仅停留在知识的被动接受阶段，而要将自己学习的知识进行自主构建。只有学生自主学习知识、自主建构知识，并具有很高的学习自觉性，才能高效地进行课程学习，并不断提高自己的学习水平。同时，建构主义理论也强调了教师角色的转变，即由传统的权威者、灌输者、主导者变成现在的组织者、设计者、引导者。

cMOOC 是信息化时代不断发展的结果，这一教学模式注重信息化、数字化、网络化人才的培养。要想实现这一模式的目标，就必须重视创新。同时，还要培养学生对信息的生产、捕捉、加工、整理等能力。但是，对于学生而言，慕课是一种新的学习方式，且具有很大的自由性和开放性，学生能否及时转变自己的角色、能否高效地进行自主学习、能否对信息进行生产和处理，都需要经过长期的摸查实践才能得出结论。

除此之外，cMOOC 教学模式还以关联主义学习理论为基础。根据关联主义学习理论，以某一个共同的学习内容，将世界各个地区的学生联系起来，不仅实现了资源的全球共享，还促进了学生之间的交流与协作，有利于学生根据自己的学习情况构建符合自己情况的学习网络，从而促进自身全面发展。

（二）基于行为主义的慕课

以行为主义与认知主义学习理论为基础的慕课简称 xMOOC。xMOOC 有以下特点：

（1）需要提前了解课程以及课程安排。在 xMOOC 课程模式开始之前，学生就应该提前了解课程的相关知识，并知晓课程的具体安排，从而进行注册学习。

（2）教师应定期发布课件以及视频。在实施 xMOOC 课程模式之后，教师应该结合教学目标、学习任务等定期发布一些教学课件，以及教学短视频，以便于学生学习。

（3）课后作业应有截止日期。在实施 xMOOC 课程模式之后，教师应该布置相应的作业，并规定作业上交的日期，这样有利于督促学生在规定的时间内完成作业任务。

（4）应适当安排考试。在实施 xMOOC 课程模式时，教师应该适当安排一些考试，并鼓励学生积极参与考试。

（5）开设讨论组以便交流。xMOOC 课程模式，注重讨论组的开设。在讨论组中，学生可以根据自己的疑问进行线上讨论和交流。如果条件允许，xMOOC 课程模式还将线下交流融入其中，从而将线上交流与线下面对面交流相结合。

三、慕课的独有特征

慕课是信息技术迅速发展的产物，它在形成与发展过程中形成了独有的特征。

（一）开放性

慕课作为大规模开放在线课程，具有开放性的特征。关于慕课的开放性，我们可以从以下方面对其进行分析：

（1）教育教学理念的开放性。慕课平台注重平等性和民主性。同时，慕课平台上的课程资源是面向世界各地、各族人民的，没有任何人群的限制。除此之外，慕课平台提倡，只要想学习的人都可以在平台上进行注册，从而学习慕课上的各种资源。

（2）教学内容的开放性。慕课平台上蕴含着大量的网络在线资源，且这些资源的内容是开放性的，没有时间和空间的限制。

（3）教育教学过程的开放性。讲授者与学生的上课、交流、测试、评价等都是在慕课平台上进行的，教育教学过程是开放的。

可见，慕课有着优质的教育资源，同时将这些优质教育资源上传到慕课平台上，真实实现了资源的全球共享。慕课的开放性有利于促进教育国际化的发展，有利于实现全球资源共享，也有利于世界各地学生树立终身学习的理念，更有利于促进教育公平化的进程。

（二）大规模性

慕课是大规模开放在线课程，因此大规模性也是慕课的主要特征。众所周知，传统教学是有人数限制的，而慕课教学并没有人数限制，同一课堂上学习的人数可以达到数百万。

随着信息技术的发展，信息技术在教育教学中得到广泛的应用。教育信息化是教育发展的主要方向，而慕课作为不限制课堂学习人数的信息化平台，在教育教学领域日益受到重视。慕课是信息化时代的产物，慕课为世界各地的学生提供了信息化学习平台。在这一平台上，有来自世界各地数百万的学生在同一课堂进行学习，从而体现了慕课的大规模性，这也是其他信息化平台无法比拟的。

（三）技术性

技术性也是慕课的主要特征。慕课是信息技术高速发展的产物，与其他的网络公开课程不同，慕课并不是教材内容到网络内容的简单搬移，而是充分利用信息技术的优势，实现讲授者和学生之间的在线交流与互动。实际上，慕课是将整个教学过程从线下搬到了线上，真正实现了在线课程教学。同时，慕课作为信息化学习平台，它主要采用短视频的形式进行在线教学。通常情况下，在每一堂课中，慕课所涉及的教学短视频的时长是 15 分钟左右。在这些短视频中，不仅包括学习的课程内容，还包括一些客观题。学生要对这些客观题进行回答，而慕课平台中的系统将对学生的回答进行评价，只有回答正确这些客观题，学生才能在慕课平台上继续学习。

慕课不仅充分利用了信息技术，还将云计算平台融入其中，这样不仅丰富了课程资源，还促进了海量课程资源的全球共享。慕课还融入了大数据技术，在一定程度上促进了个性化教学的发展。除此之外，慕课平台中的各个网站也是精心设计的，这些精美的网站设计不仅有利于提高学生学习的热情，还有利于提高学生的学习效率。

（四）自主性

自主性是一个内涵十分丰富的概念，不同的学者对其的理解也不同。下面，选取基于关联主义的慕课推崇者对慕课的自主性特征发表的看法：

（1）自主性强调的是学生在慕课学习过程中自己设计目标，不强调事先目标的设定。

（2）慕课学习中主题是明确的，可以供学生参考。但是，学生通过慕课平台学习的时间、学习的地点都是不确定的，同时学生的学习方式、学习效率、学习快慢等都是不受限制的，也就是说，学生可以自己决定学习的时间和地点，也可以自己决定学习的方式。

（3）除了需要获取学分的学生以外，其他的学生的课程考核方式都不是正式的。学生对自己在慕课平台上学习的预期和效果可以自行评判，并没有固定的、专门的或正式的考核方式。

由此可见，基于关联主义的慕课推崇者强调慕课学习完成是学生自己学习的过程，并需在学习过程中自行监督和调控。

学生结合慕课学习资源，根据自己的实际学习情况，选择合适的时间、地点对慕课上的资源进行学习。同时，学生根据自己的学习需求，有针对性地与他人讨论和交流，从而通过学习慕课资源来满足自己的学习需求。除此之外，还需要指出的是，将慕课与翻转课堂相融合，有利于慕课作用的发挥，也有利于提高学生的自主性和主动性，从而不断提高学生的学习水平。

（五）优质性

与其他信息化平台相比，慕课具有优质性的特征。慕课涉及很多的课程，无论是世界慕课平台课程，还是当前比较流行的"好大学在线"课程，都拥有高质量的信息资源和学习资源。这些慕课平台上的课程资源都是世界各高校通过专门的技术团队进行合作开发、筛选、编辑、加工、整理、审核之后上传的，因此，这些慕课资源不仅具有代表性，还具有高质量性，这些都为慕课课程资源的优质性奠定了基础。

（六）以学为本

以学为本并不是慕课的表面特征，而是通过对慕课的系统分析后，挖掘、归纳、总结出来的一种核心特征。以学为本强调的是以学生的学习为中心，也就是慕课上的信息和资源都要以学生为中心，为学生的学习提供丰富的资源。慕课集信息技术、云计算技术、大数据技术等计算机网络技术于一身，为世界各地想要学习的人提供了丰富的资源。

（七）非结构性

慕课在内容安排上也独具特色。具体而言，慕课中涉及的内容都是一些碎片化的知识。这些碎片化的知识经过专业领域教育者的组合形成了形式多样的内容。这些内容也是比较灵活的，可以根据需要随时进行扩充。各个领域不同的教育者对不同学科知识进行处理和集合，从而形成了内容集合。这个内容集合是慕课特有的，里面的知识可以进行再次重组，并利用慕课平台使这些知识彼此关联在一起。另外，还需要指出的是，慕课课程标准的设立，有利于提高课程质量，也有利于提高学生的学习水平。

总之，慕课是一种信息化的教学模式，它不受课堂人数、时间和空间的限制，学生在慕课平台上的学习具有很大的自由性，有利于调动学生学习的积极性。

四、高校体育中慕课教学模式的优势分析

（一）更易促进体育教育的公平

现阶段，慕课作为高校授课的主要形式，在教学过程中起到补充和辅助的作用。在体育慕课教学模式中，世界范围内的学生都可以根据自己的学习情况自主选择学习时间和地点。慕课在高校体育教学中的应用，突破

了地域、经济差异，丰富了教学资源、扩大了学生的数量，从而使不同地域、不同职业、不同年龄、不同学历的学生都可以自主学习。

另外，学生也可以根据自己的兴趣、特长等进行体育精品课程的学习。在学习体育课程过程中，学生如果遇到了问题，可以借助慕课平台与教师、同伴进行交流和互动，从而主动地构建知识，改变了被动接受知识的局面。慕课体育教学模式为学生提供了公平的学习机会和受教育机会，有利于促进体育教育实现公平性。

（二）使体育教学的课程更加鲜活

无论是高校体育教学理论知识，还是其他形式的教学理论知识，都是枯燥、艰涩难懂的，难以激发学生的学习兴趣，而慕课体育教学模式充分利用信息技术、云计算技术、大数据技术等先进的网络技术，将枯燥、艰涩的体育理论知识以信息化的形式呈现出来。这种信息化的形式避免了理论知识的艰涩难懂，从而使体育教学的课程更加鲜活。慕课体育教学视频可以在一个 10 分钟左右的课程中集中讲解某一体育技术问题或者体育理论知识，还可以在教学中设置一些师生互动活动，这种互动活动有利于激发学生学习体育的兴趣。学生通过慕课学习可以将碰到的问题或困难在互动交流平台上向教师提出，教师则可以及时给予相应的解答。此外，学生还可以随时了解和调整学习进度。这种新型学习方式有助于使得原本相对枯燥乏味的体育理论知识变得生动有趣，从而极大地提升了学生的学习欲望和主动性。

（三）培养学生自主体育学习意识

慕课体育教育模式注重先学后教，这种理念为新的学习方式的开展提供了保障。在慕课平台上，学生通过短视频先学习体育的理论知识，然后教师再在课堂教学中对体育动作进行讲解和示范。学生经历了这种新型教学模式带来的教学方式的变化，教师在实施自主学习、合作学习和探究学习时就会顺利很多。

（四）提升体育教学的质量与效率

随着信息技术的发展，传统体育教学模式的弊端日益凸显，这在一定程度上限制了体育教学质量和效率的提升，同时也在很大程度上制约了体育教学的发展。而慕课体育教学模式可以有效解决传统体育教学模式中存在的各种问题，具体分析如下：

（1）有利于学生形成清晰的动作概念。慕课体育教学模式可以将一些连贯的、复杂的动作制作成短视频，并通过图片、文字、声音、图像等方式将这些连贯的、复杂的动作呈现出来，这样学生可以通过短视频更加直观地学习这些复杂的动作。具体而言，学生可以根据自己的实际学习情况，自己控制观看短视频的进度，遇到某一难理解的动作时，学生也可以利用短视频的暂停、回放等功能来对这些动作进行回看，这样有利于学生形成清晰的动作概念，有利于正确理解动作要领，有利于全面地学习和掌握体育运动动作。

（2）有利于学生一对一在线学习。慕课的主要特征之一就是大规模性，同一课堂上学习的人数达到数百万。但慕课体育教学模式强调在线学习，这些数百万的人都是在慕课平台上进行在线学习。

（3）打破了传统体育教学模式受时间和空间的限制。慕课体育教学模式不受时间和空间的限制，也不受光线、天气等其他因素的制约，学生可以随时随地进行学习。

由此可见，传统体育教学模式容易受外在环境的影响和制约，这在很大程度上影响了体育教学质量与效率的提升，而慕课体育教学模式则避免了这些外在环境因素的影响，可以不受时空的限制，有利于提升体育教学的质量与效率。

（五）优化并整合体育教学的资源

将慕课融入体育教学模式，有利于教学资源的优化与整合。基于慕课的体育教学模式不会固守体育教学风格和专业设置，而是充分利用信息技术和网络技术，集多人、多校优质教学资源于一身。

同时，慕课平台上的教学资源在内容上具有开放性、在管理上具有智能性。基于慕课的体育教学模式弥补了传统体育教学模式的不足，在体育教学中发挥着重要的作用。

（六）节约体育教育成本，缓解师资压力

慕课平台主要以信息技术和网络技术为载体，它集多种开放性、优质性教学资源于一身。慕课平台上的教学资源也可以无限制地被学生使用和学习，这样不仅提高了体育课程资源的利用率，还降低了体育课程资源开发的成本。由此可见，将慕课融入体育教学，能够在很大程度上节约体育教育成本。

随着高校的不断扩招，学生人数不断增加、教学任务也在不断增加，体育师资已无法满足当前高校体育教学以及学生的需求。体育教师面临着繁重的教学压力，同时体育师资力量不足的问题日益凸显。慕课应用于体育教学中，能够有效解决体育师资力量不足的问题，也能够缓解体育教师的教学压力。教师可以通过慕课平台上的相关数据了解学生的学习情况以及教学质量和教学效果。教师借助慕课平台来获得反馈信息，这样教师可以有更多的精力进行教学设计、方案规划、活动组织、课后辅导等。

五、高校体育中慕课教学模式的设计

（一）课程内容的策划与制定

慕课教学模式的设计首先需要精心策划和制定课程内容。在高校体育中，这一步骤尤为关键，因为体育教育涵盖广泛的领域，包括体育训练、运动生理学、运动心理学等。

第一，明确学习目标。教师需要明确每门慕课的学习目标。这些目标应该清晰、具体，并与课程内容相匹配。例如，一个学习目标可以是提高学生的体育技能，另一个目标可以是增进学生对运动科学的理解。

第二，模块化课程设计。将课程内容划分为多个模块，每个模块涵盖一个主题或技能。这有助于学生逐步学习，同时也便于教师监督和评估学生的学习进展。

第三，多媒体资源利用。教师可以充分利用多媒体资源来设计慕课，

如视频、动画、图像等，以增强课程的吸引力和可理解性。这些资源可以帮助学生更好地理解体育原理和技能。

第四，实践机会提供。在慕课中，虚拟实践机会至关重要。通过在线模拟、虚拟实验室或体育训练视频，学生可以在虚拟环境中练习和应用所学知识和技能。

（二）互动性的增强

慕课教学模式的成功与否很大程度上取决于互动性的增强。互动性可以提高学生的学习参与度和学习动力。

第一，在线讨论和社交平台。为学生提供在线讨论和社交平台，让他们可以与教师和其他学生交流意见、分享经验，以及解决问题。

第二，定期答疑时间。设立定期的在线答疑时间，让学生可以向教师提问和寻求帮助。这种个性化的设计可以提高学生的学习效果。

第三，在线测验和作业。通过在线测验和作业，教师可以及时评估学生的学习进展，并提供反馈。这样可以激励学生积极参与学习，因为他们知道自己的表现会被记录和评估。

第四，虚拟实验和模拟软件。利用虚拟实验和模拟软件，学生可以在安全的环境中进行实践性学习，同时可以反复练习和改进自己的技能。

（三）评估与反馈机制的建立

第一，多元化的评估方法。教师不仅仅依靠传统的考试评估学生，还可以采用多元化的评估方法，包括项目作业、实际案例分析、口头报告等，以全面了解学生的能力和知识水平。

第二，自动化评估工具。借助自动化评估工具，如在线测验系统和自动化作业批改工具，可以提高评估效率，同时为学生提供即时反馈。

第三，学习分析和数据挖掘。利用学习分析和数据挖掘技术，可以收集和分析学生的学习数据，以识别潜在的问题和改进点，并根据数据做出相应的调整。

第四，学生反馈渠道。建立学生反馈渠道，鼓励学生提供对课程的反馈意见和建议。这有助于不断改进慕课教学模式，使其更符合学生的需求。

第三节　高校体育的翻转课堂教学模式

一、翻转课堂教学模式的解读

（一）翻转课堂的本质分析

"翻转课堂是新时期的一种全新的教学模式，是将信息技术和学科教育结合在一起的教学方法，已经被广泛地运用在高校的体育课堂教学改革中。"[①] 翻转课堂也可以叫作颠倒课堂、反转课堂。这里所说的"反转"主要是针对传统课堂教学而言的，翻转课堂是人们普遍接受的概念。随着翻转课堂定义的变化与完善，这体现出教育教学研究者对翻转课堂研究的日渐深入。

（1）翻转课堂就是一种教学形态，由教师创作录制教学视频，学生自己在课下观看视频，再在课上与教师进行交流，并完成教师布置的作业。比如，学生晚上在家观看教学视频，第二天在教室完成作业，如果有问题就与同学讨论或者向教师求助。这种对翻转课堂的定义，主要是将翻转课堂教学与传统课堂教学相对比，由此突出其特征，帮助人们认识这一教学形式。

（2）翻转课堂是学生利用课前时间借助教师给出的教学资源，包括多媒体课件、视频材料等，自主完成课程的学习，然后在课中与教师进行互动，一起阐释问题、探究问题，并完成作业的一种教学模式。

（3）翻转课堂改变了直接教学的空间，由群体空间转向了个体空间，使群体空间变得更具动态性与交互性，从而促进学生在学习过程中充分发

---

① 李贵凤. 基于慕课的翻转课堂教学模式研究——以高校体育教学为例 [J]. 灌篮，2019（16）：128.

挥自身的创造性与主动性，积极参与学科学习。

综上所述，翻转课堂是将原来需要在课堂上完成的知识传授提前到课前，再将原来需要在课后完成的知识内化放到课堂中完成。至于翻转课堂的教学资源、教学信息技术以及具体的教学组织方式等，都不属于翻转课堂的原始要求，它们都是在翻转课堂实践发展的过程中延伸、演化出来的部分。

翻转课堂的本质是赋予学生更多的自由，将传授知识的环节放在课前，是为了让学生自由选择适当的、舒适的学习方式，而将内化知识的环节放在课中，是为了让学生更多地、更有效地与教师及其他同学进行交流。

（二）翻转课堂的突出特征

翻转课堂在许多方面都对传统课堂教学进行了革新，翻转课堂改变了传统的教学过程，对课堂的时间进行了重新规划与分配，在传授知识的方式方法上有所创新，并且促进了教师与学生角色的转变。

（1）师生角色的转变。教学过程的颠倒、课堂时间的重新分配自然也影响着身处课堂之中的教师与学生，翻转课堂的特征之一就是师生角色的转变。学生在学习过程中遇到了问题可以向教师寻求帮助，教师主要负责为学生答疑解惑，提供及时的、具有一定针对性的指导，教师从以往的讲授者变成了学习资源的提供者，变成了学生学习过程中的引导者、帮助者。这也代表着课堂的中心不再是教师，而是学生。这种身份角色的转变向教师提出了更高的要求，教师除了要具备讲授技能之外，还需要具备收集整理教学资源、录制教学视频、组织教学活动的技能。

与此同时，学生在这样的课堂上也需要充分调动自己的主动性，不能再被动地接受知识，而是要积极、主动地汲取知识、内化知识。学生不能再一味地等待教师给出答案，而是要通过自己的努力寻找答案。此外，师生角色的转换也有助于拉近师生关系，对营造良好的教学氛围有一定的益处，师生之间、生生之间可以交互协作，学生可以在丰富的教学活动中掌握知识内容。学生角色由"被动接受者"变为"主动探究者"。

（2）教学方式的创新性。翻转课堂的又一重要特征就是对教学方式的创新，其中最具代表性的就是短小精悍的教学视频，教学视频是翻转课堂教学资源的集中体现。

翻转课堂中的教学视频则在一定程度上改变了这种被动的局面，学生可以通过短小但内容丰富的教学视频来接受知识，并且还可以根据自己的需求暂停、回放、慢速播放视频，这有助于学生把握自己的学习节奏与学习进度，充分鼓励了学生学习自主性的发挥。在课前或者课下观看教学视频，也会让学生更加放松，在一个相对舒适的环境中学习，不需要神经过度紧绷，如果有不懂的地方还可以反复观看，强化记忆。在之后的复习巩固中，教学视频也发挥着重要的作用。

（3）教学过程的创新性。对传统教学过程的颠覆是翻转课堂最为突出的特征。一般来说，传统教学的过程就是"教师讲授知识—学生完成作业"，这种教学过程把讲授知识的环节放在了课堂上，将内化知识的环节放在了课下，主要由学生自己完成。

翻转课堂的出现将这种教学过程彻底颠覆了，它将讲授知识的环节置于课前，将内化知识的环节置于课中，将巩固反思的环节置于课后。具体来说，翻转课堂要求教师在课前就做好相应的教学准备，按照课程目标搜索、整理或自己制作教学视频，为学生提供充足的学习资源，这样可以让学生在课前就完成基础知识的学习，让教师在课前就完成教学讲授；在课中，学生可以在课前学习的基础上提出自己的问题与困惑，教师则能够及时地予以解答指导，并且教师还可以组织学生进行小组讨论、合作学习，让学生在课堂上就完成知识的内化；在课后，教师同样可以为学生提供有针对性的学习资源，帮助其补充知识、巩固记忆，并鼓励学生积极进行学习反思。

可以看出，翻转课堂将传统教学过程完全颠倒了过来，并且对教学过程中各个环节的功能作用进行了重新定位。

（4）课堂时间的重新分配。对课堂时间的重新分配是翻转课堂的重要特征之一，具体体现在对教师讲授时间的缩减以及对学生学习活动时间的增加上。

在传统的课堂教学中，教师需要把大量的时间花费在知识的讲授上，学生只能被动地听讲。翻转课堂则改变了这一局面，它为课堂互动、师生答疑、探究讨论等教学活动留出了大部分的时间，期望学生能够在相对真实的情境中完成知识的学习，并且能够学会交流与合作。由于翻转课堂将教师的讲授环节放在了课前，因此，它既保证了教学内容的充足，也有效活跃了课堂氛围，提升了课堂互动性。这种对课堂时间的重新分配有助于加强学生对知识的内化程度，深化学生对学习内容的理解。可以看出，翻转课堂从整体上提升了课堂时间的有效利用率。

二、高校体育中翻转课堂教学模式的应用要点

（一）重视学生的自主学习能力

自主学习强调的是学生自主学习和独立思考的能力，它有利于提高学生学习的主动性，有利于学生持续探索知识，更有利于学生的持续发展和终身学习。

翻转课堂作为信息技术迅速发展的产物，它对学生的自主学习能力提出了更高的要求。学生自主学习能力的培养在翻转课堂教学模式的实施中起着不可替代的作用。

自主学习能力的培养应该注意三点：①注重学习动机，抓住影响动机的因素，并对其进行干预，从而不断激活学生的学习动机；②注重学生元认知发展，采用多种手段发展学生的元认知，并促进学生在这一方面的发展；③重视学习策略的讲授，提高学生的认知能力，鼓励学生采用不同的认知策略。

在体育课程教学中，教师首先应该意识到动机在学习中的重要性，并积极采取干预策略激活学生的内在动机，同时注重调动学生学习体育的积极性和主动性；其次，教师应该注重学生学习的策略，并采用不同的方式对其学习的策略进行指导；最后，教师要注重学习方法和技巧的传授，同时鼓励学生对自己进行科学、合理的评价。

（二）提高体育教师的能力与素养

翻转课堂作为一种新的教学模式，在实施过程中也离不开教师的参与。在翻转课堂教学中，教师扮演着不可替代的角色。例如，课前教学视频的制作、在线体育教育平台的构建、课堂教学氛围的营造及教学组织和管理、课后教学评价以及对学生具体学习情况的评价等都需要体育教师的积极参

与。在翻转课堂影响下，这些教学内容也对体育教师提出了更高的要求。例如，教师的计算机操作能力、信息化教学能力、信息资源整合能力、教学组织能力、教学互动能力、教学评价能力等。高校要想在体育教学中有效实施翻转课堂教学模式，首先应该意识到体育教师在体育教学中扮演的重要角色，其次从多个方面提高教师的综合能力。

由于体育翻转课堂教学模式，涉及的内容、范围更为广泛，涉及的工作也更为复杂，再加上每个教师的时间、精力等都是有限的，所以，除了提高体育教师的综合能力以外，还应该注重翻转课堂团队建设。随着教育教学改革的不断推进，教育教学改革也逐渐从精品课程建设向教学团队建设方面转移。基于翻转课堂的教学团队建设，是翻转课堂在体育教学中实施的重要保障。它有利于缓解体育教师的压力，有利于培养体育教师的合作精神。同时，还有利于体育教师在教学团队中不断学习、不断吸收他人的经验，不断弥补自己的不足，从而能够在很大程度上提高体育教学的质量，促进体育教学目标的实现。

（三）重视体育教学的安全防范

体育教学是一种特殊的教学项目，它有着其他教学项目不具备的特点，如融合体力与智力、需要运动者的身体参与、不同的运动者承载的运动负荷也存在着差异等。同时，不同的体育项目，也体现了不同的特点。无论是哪一种体育项目，都存在着运动的风险，体育运动中的安全防范是降低或避免运动风险的关键，体育教学应该重视安全防范。

学生通常会在课前对教师事先制作的教学视频进行观看和学习。在这一过程中，学生可以从中理解体育项目中的各种动作，并根据视频中的规范动作进行模仿练习，这样能够为课中教学做好充分的准备。然而，这种课前观看教学视频的过程，是学生自主学习的过程。在这一过程中，教师并不参与其中，学生在进行动作模仿和训练时由于缺乏教师的监督和指导，出现运动损伤的情况也随之提高。针对这种情况，体育教师应该根据课前教学视频的内容做好安全防范工作。

具体而言，教师应该提高安全防范意识，明确哪种体育内容存在着运动损伤风险，并在教学视频中特别说明。同时，教师还应该注重对学生安全运动损伤风险的识别，提高学生的安全防范意识。另外，教师还应该充分利用翻转课堂平台，在教学视频或在师生互相交流的过程中对运动损伤风险进行分类，并给出相应的预防措施。

（四）优化高校信息化教学环境

随着网络技术、多媒体技术等信息技术的不断发展，教育信息化已成为教育改革的必然趋势，教育信息化改革在很大程度上促进了教育教学的现代化发展。高校在教育教学现代化建设中，十分注重教育信息化的融入。如何充分利用信息技术，如何将教育信息化与教育教学现代化有效融合，是当今教育教学改革的重要内容，也是教育改革中教育者研究的重要方向。

翻转课堂教学模式的有效实施离不开信息化教学环境的支持。要想有效实施翻转课堂教学模式，就应该不断完善信息化教学环境。尤其是在当今信息化时代，以翻转课堂教学模式为典型代表的信息化教学日益受到重视。作为影响信息化教学的重要因素，信息化教学环境也日益受到重视，高校只有不断完善信息化教学环境，才能在一定程度上保证翻转课堂教学模式的顺利实施。

（五）加强公共体育教学的实践

高校公共体育翻转课堂教学理论和实践研究是一个十分复杂的过程，并不是朝夕之间就能完成的。为了更深入地研究高校公共体育翻转课堂教学理论与实践，体育教育工作者应该更新教育教学观念，意识到翻转课堂在高校公共体育教学中的重要性，并从多个维度研究高校公共体育翻转课堂教学理论，不断吸收前人研究的最新研究成果和实践经验。

三、高校体育中翻转课堂教学模式的设计

（一）内容制定

1. 课程目标明确

在设计高校体育翻转课堂教学模式时，首要任务是明确课程目标。这

些目标应该具体而清晰，有助于确定哪些内容适合在课堂外学习，哪些内容适合在课堂内探讨。例如，课程目标可能包括提高学生体育技能、培养学生运动战略思维或加强健康意识等。

2. 选择适当的学习资源

为了支持翻转课堂教学模式，教师需要为学生提供适当的学习资源，如教材、视频、在线模拟等。这些资源应该与课程目标一致，并能够激发学生的学习兴趣。在高校体育教师中，可以使用专业体育技巧教学视频、健身指导手册和相关研究文献等资源。

3. 制定学习任务和问题

学习任务和问题的制定对于翻转课堂至关重要。教师应该为学生提出具有挑战性的学习任务和问题，以激发他们的思考和讨论。例如，在体育战略课程中，可以要求学生分析一场比赛的战术决策，或者在健身课程中，解决一个特定的健康问题。

（二）技术支持

1. 使用在线学习平台

翻转课堂需要一个有效的在线学习平台，以便学生可以轻松获取学习资源和提交作业。学习管理系统（LMS）和在线教育平台可以提供这种支持。教师应该熟练使用这些工具，并确保它们能够满足课程的需求。

2. 制定学习计划

为了使学生能够有组织地进行课前学习，教师可以制定详细的学习计划。这包括指定何时学习哪些内容，以及何时提交作业或参加在线讨论。

3. 利用多媒体和互动性

在翻转课堂中，多媒体和互动性可以增强学习体验。教师可以使用视频、动画和在线测验等多媒体元素来吸引学生的注意力。此外，在线讨论和协作工具可以促进学生之间的互动交流和合作学习。

（三）评估方法

1. 制定评估标准

在设计高校体育翻转课堂的评估方法时，教师需要明确评估标准。这些标准应该与课程目标一致，并能够衡量学生在课堂内和课堂外的学习成果。例如，可以制定针对体育技能、战略思维或健康知识的评估标准。

2. 结合形式和实质性评估

评估应该涵盖多种形式，包括测验、项目、作业和课堂参与等。这样可以综合考察学生的知识和技能。此外，教师还应该为学生提供及时的反馈，以帮助他们改进学习方法。

3. 进行周期性评估和改进

翻转课堂教学模式需要不断的评估和改进。教师可以定期收集学生反馈，并根据反馈结果对课程设计进行调整。这有助于确保课程的有效性和学生的满意度。

第五章　瑜伽与高校瑜伽教学

第一节　瑜伽与瑜伽练习

一、瑜伽的解读

"瑜伽"一词，来自印度古代梵文，人们将瑜伽解释为驾驭、联结、束缚。总而言之，瑜伽就是将身体与人的意识联络，再运用、引导，最后到达神我合一的境界。古印度的圣贤帕坦伽利在他的著作《瑜伽经》中，将瑜伽的定义阐述为：对心的作用控制。古代人认为修行瑜伽的原因是控制住自己的内心，使它内敛、安静，因为他们认为人心向外，好似马一样狂野，又好似牛一样倔强。瑜伽是通过增强意识来帮助人类充分发挥潜能的体系。修行瑜伽可以改善人们的心理、生理、精神、情感方面的能力，是一种使心灵、身体、精神能够达到统一和谐的运动方法。

简明扼要地说，瑜伽是应用在每一天的生活中的哲学，同时也是心灵的练习、生理的运动。练习瑜伽的最终目的就是驾驭身体的感官、顺服自己无休无止的内心、控制自己。感官的核心就是心意，能够驾驭自己的心意，就能够驾驭感官；通过把有意识的呼吸、身体、感官的相互配合来实现对身体的控制。这些技艺可以强化主要器官、内分泌腺体以及神经系统的功能，通过刺激人体潜在的能量以促进身体的健康发展，同时，还对骨骼和肌肉的锻炼有好处。

二、瑜伽的理论基础

（一）生理学基础

瑜伽从形成到发展已经历经了几千年，长久不衰说明瑜伽对身体必然有着诸多益处。从生理学的角度看是因为瑜伽锻炼可以体现出生命的活动现象和规律。瑜伽健身益处的生理学基础具体体现在以下两方面：

1. 瑜伽的生理学原理

生物体面对外界的刺激存在一个适应的过程，当生物体受到刺激时会在体内形成一定反应，通过不断地刺激，生物体会适应这种刺激，通过不断地刺激和适应，可以提升生物体机能。当人体受到外部的刺激时，身体内部的细胞以及组织会发生新陈代谢的变化，内部新陈代谢的变化会导致外在表现形式的变化，这是生物体面对刺激，产生反应的一种表现。如果这种刺激是长期的，那么生物体会表现出对该刺激的适应。适应具体表现为根据刺激改变生物体的外在形态、内在结构或者是机体功能，通过自身的改变适应外部的刺激，这也是外部刺激对机体的作用结果。

（1）运动负荷本质。运动负荷的本质是机体受到的外部刺激，从生理学的角度讲，一般情况下的外部刺激就是身体练习。外部身体练习的强度会影响内部的心理变化和生理变化。

在瑜伽练习中的运动负荷是外部的瑜伽动作对身体所产生的生理负荷，也就是外部的瑜伽动作对机体的生理产生了多大程度的刺激。外部的动作刺激对机体内各个器官所产生的影响不同，可以通过机体不同器官受到的影响，来衡量身体承受的负荷量。一般情况下，运动负荷主要包括两方面；一方面，外部负荷，具体是指瑜伽动作的练习次数和练习强度；另一方面，内部负荷，是指心脏的跳动频率、血压高低变化、血乳酸变化等。在瑜伽练习过程中，外界的刺激强度与产生的运动负荷成正比关系，如果增加运动负荷会对机体产生更强大的刺激，那么也会引起机体更为强烈的反应，强烈的反应最终体现在生理指标的变化上，变化幅度会加大。

（2）运动负荷适应。人体具备一定程度的适应能力和应激能力。面对外界刺激，人体会在产生反应的基础上去适应刺激，对运动也是一样的，面对运动负荷，机体会形成应激性和适应性。长时间的刺激，机体的内部器官也会改变自己的形态结构和机能，以适应运动负荷。

（3）运动负荷阈。瑜伽运动中的运动负荷阈指的是瑜伽练习时机体能够承受的生理负荷的范围。一般情况下，影响机体运动负荷的因素有四个：一是运动强度，二是运动持续时间，三是运动练习密度，四是运动量。四个因素之间相互影响、相互联系，如果其他因素保持不变，单一因素发生变化，那么机体所能承受的生理负荷阈也会发生相应的变化。

在瑜伽练习时，外界对机体产生的有效刺激就是机体受到的生理负荷，外界刺激是机体内部器官产生变化的根本原因，机体内部变化量的大小取决于外界刺激的强度。

当身体承受的运动负荷比较小时，对机体产生的刺激也就会比较小，较低强度的刺激能引起的机体适应性改变也就小，甚至不会引起机体的适应性改变，也就是说，这样的瑜伽运动对提升身体素质收效甚微。当身体承受的运动负荷过大时，对机体产生的刺激就会大，过大的强度会引起机体产生较大强度的适应性改变，甚至会超过身体的承受能力。如果身体疲劳或者没有得到足够的休息时，那么瑜伽运动会对练习者的身体产生危害，严重时，可能会出现病理性的改变，这样的运动对练习者有害。身体对外界的刺激会产生适应性的改变，但是适应性改变的大小和外界刺激的强度有关，因此运动时应该控制外部刺激的强度，适宜的强度刺激才能够引起机体的正确反应，这样才能够有效地达到预期的运动目标，对身体的形态结构和技能产生良好的影响。也就是说，瑜伽运动时强度并非越小越好，也并非越大越好，应该掌控一个适宜的强度。

为了使机体产生良好的适应性，可以通过身体器官的生理指标来控制机体承受的负荷量大小。一般情况下，可以使用心率、最大摄氧量以及血乳酸等来控制负荷量。在以上指标当中，心率是最适合、最重要的测量指标，瑜伽运动注重的是平和的心境练习，因此心率的指标变化尤其重要，心率测量起来相对简单和容易，而且有效。在瑜伽练习过程当中，可以通过运动心搏峰和最佳心率值的范围控制身体运动负荷阈，保证身体能够产生最佳的适应变化，达到最好的训练效果。

2. 瑜伽的生理规律

瑜伽运动也有阶段性，在不同的阶段有不同的生理规律，不同阶段之间相互联系，每个阶段所练习的动作难度、时间和频率都有所不同，根据生理规律可以将瑜伽技能的学习过程分为以下阶段：

（1）泛化阶段。在瑜伽的开始练习阶段，首先可以通过动作讲解，以及学习者以往运动经验对瑜伽运动产生总体认知。认知只是概括性的，并不能了解内部的生理规律变化。在这样的状态下，受到外部的刺激的大脑细胞会变得兴奋，但是细胞的兴奋并不能确定大脑皮质的抑制，抑制和兴奋所产生的扩散状态会造成短时间内的机体条件反射不稳定，这段时间就是瑜伽运动的泛化阶段。泛化阶段学习者的表现是出现肢体动作僵硬现象、肢体不协调现象、肌肉收缩不精确现象、动作多余现象等。泛化阶段主要出现的问题是动作掌握问题，因此在这一阶段要注重动作环节，主要掌握大体动作即可，不必过分追求细枝末节，在这一阶段主要是帮助练习者尽快掌握动作技巧。

（2）分化阶段。经历过泛化阶段的动作练习，练习者已经基本掌握了动作的内在变化规律，一些动作问题会慢慢改变，练习者的大脑皮质也会从运动的泛化过程进入分化过程。在分化阶段的特点是动作基本趋于完整，基本没有动作失误，但是仍然可能会出现动作不稳定的情况。如果外界环境不稳定对运动产生干扰，那么动作还是有出现错误的可能，因此在分化阶段训练时，应该注意纠正练习者在以往练习中形成的错误动作，并追求动作的精细。

（3）巩固阶段。随着练习次数的增加、时间的延长，练习者对动作的掌握基本趋于牢固，动作基本成型，瑜伽动作也开始变得清晰、准确、优美，即使外界环境发生了变化，影响到了瑜伽过程，动作也基本不会受到干扰和破坏。

（二）解剖学基础

1. 解剖学的方位术语

以人体解剖学姿势为标准，以下是常用的解剖学方位术语：

（1）上、下。按解剖学姿势，头的方向为上，脚的方向为下。离头部近的一侧为上，离头部远的一侧为下。

（2）近侧、远侧。近侧和远侧通常用于描述四肢部位之间的关系，靠近躯干根部的一侧为近，远离躯干的部位则为远。

（3）前、后。腹部一侧为前，背面为后。手部则用掌侧和背侧来进行描述。

（4）内侧、外侧。以身体的中线为准，近者为内，远者则为外。

（5）尺侧、桡侧。上肢结构描述时，前臂尺、桡骨是并列的。尺骨在内，桡骨则在外，因此，尺侧即为内侧，而桡侧即为外侧。

（6）胫侧、腓侧。下肢描述时，小腿部胫、腓骨是并列的，胫骨居内侧，腓骨居外侧，故又可用胫侧和腓侧表示内侧和外侧。

（7）内、外。用以表示某些结构和腔的关系，应注意与内侧和外侧区分。

（8）浅、深。靠近体表的部分叫浅，深入内部的部分则为深。

2. 解剖学的轴面

（1）轴。以解剖学姿势为标准，人体可形成三维结构的三个相互垂直的轴：①矢状轴：前后方向的水平线；②冠状轴：左右方向的水平线；③垂直轴：上下方向与水平线互相垂直的线。

（2）面。根据人体解剖学的方法，人体可分为三个相互垂直的切面，这样便于从不同的角度来对人体的结构进行观察，具体如下：

矢状面是指沿着矢状轴所做的与地面相垂直的切面。它将人体分为左、右两部分。其中，通过人体正中线的切面被称作正中矢状面。

额状面是沿着冠状轴所做的与地面相垂直的切面，又称冠状面。它将人体分为前、后两部分。

水平面是指横断身体，与地面相平行的切面，又称横切面。它将人体分为上、下两部分。

3. 解剖学中的关节运动

关节运动是运动关节围绕运动轴进行的运动。从人体的构造角度来看，人体的关节众多，可以进行很多复杂的运动，而且运动关节基本可以在三个基本面上进行轴关节的运动。关节运动包括以下形式：

（1）屈伸。屈伸是关节在矢状面内围绕着冠状轴进行的轴关节运动，一般情况下，将向前的运动称为屈，伸是向后的运动。与一般情况不同的特殊情况是，膝关节、足关节的屈伸动作方向相反，除此之外，骨盆中的屈伸动作学名为前倾和后倾。

（2）外展和内收。外展和内收指的是关节在冠状面内围绕着矢状轴进行的轴关节运动。一般情况下，外展是运动部位末端离正中面较远的运动，内收指的是运动部位末端离正中面较近的运动。与一般情况不同的特殊情况是，头、脊柱将外展和内收称为向左侧屈、向右侧屈；骨盆称为向左侧倾、向右侧倾。

（3）旋转。旋转是关节在水平面内围绕着垂直轴进行的轴关节运动，也叫回旋。一般情况下，运动关节向前叫旋前，向内叫旋内；向外叫旋外，向后叫旋后。与一般情况不同的特殊情况是，头、骨盆以及脊柱称为向左旋转和向右旋转。

（4）环转。环转是环节近侧端的关节围绕着冠状轴、矢状轴、垂直轴进行的轴关节连续运动，远侧端进行圆周运动，最终整个关节形呈圆锥体的运动轨迹。

（5）幅度。幅度是关节在绕轴运动时所能转动的最大范围，一般情况下，转动范围的大小用角度表示。幅度的大小涉及的是练习者的柔韧度，也就决定了练习者动作完成的水平高低，特别是在练习大幅度的动作时，幅度的大小影响至关重要。从解剖学的角度分析幅度大小的影响因素时，可发现主要有以下影响因素：

第一，关节头和窝之间的面积差值。如果差值较大，那么关节幅度也会相应的加大。

第二，关节囊的厚度以及松紧程度。如果关节囊比较薄、比较松弛，那么关节幅度会比较大。

第三，韧带的长度和强度。如果韧带不长也不强，那么关节幅度会比较大。

第四，关节周围的骨的构造。如果关节的周围骨突起较小，那么关节运动幅度会比较大。

第五，关节周围的肌肉体积和肌肉伸展性能。如果体积较小、伸展性也较好，那么关节幅度会较大。

第六，原动肌力量大小和对抗肌协调放松能力强弱。如果原动肌的力量较大，对抗肌的放松能力较强，那么关节运动幅度会比较大。

（6）水平屈伸。水平屈伸是关节在水平面内围绕着垂直轴进行的轴关节运动，比如上臂外展运动。

4. 瑜伽中解剖学的应用

（1）瑜伽中柔韧性的应用

第一，脊柱的柔韧性。脊柱运动依靠的是支配肌肉、椎间关节、椎间盘变形。椎间盘在人体直立的状态下会受到大的挤压力。除此之外，脊柱有四个生理弯曲：颈前曲、胸后曲、腰前曲、骶后曲，这四个弯曲是正常的生理现象。颈前曲、胸后曲、腰前曲会扩大纵向弹性，可以帮助缓冲骶骨上的身体产生的压力。

第二，髋关节的柔韧性。髋关节的组成部分有两个：髋臼、股骨头。髋关节属于球窝关节。一般情况下，瑜伽运动要依靠髋关节，如果依赖膝关节，则可能会造成扭伤，主要是由于膝关节比较稳定，且关节和关节之间咬合紧密，因此为了避免受伤，应该尽量使用髋关节完成各种瑜伽动作。

（2）瑜伽中人体重心的变化。瑜伽运动需要经常转换动作，在动作的转化过程中，人体的重心位置也会发生变化，一般情况下，如果人体垂直站立，那么重心也会沿着垂直方向移动。髋部是水平面上的运动，当髋部距离重心纵轴比较远时，重心也会降低，重心降低后稳定性就会更好。也就是说，当髋部运动幅度比较大时，瑜伽动作的稳定性会更好。

人在垂直站立时移动，也会造成重心的前后移动和左右移动，在具体的瑜伽练习过程中，为了方便练习者掌握，常将地面当成冠状面。举例来说，如果进行单脚支撑动作，那么重心会在单脚上，如果两只脚同时站立，那么重心应该在两脚之间，也可能会稍微靠后。

三、瑜伽科学练习的原则与要求

（一）瑜伽科学练习的原则

瑜伽科学练习的原则是人们长期实践经验的概括与总结，是瑜伽运动健身规律的反映和瑜伽科学练习的准则。尽管瑜伽简单易学，但要科学地练习瑜伽、提高瑜伽健身效果并避免伤病事故，有必要遵循瑜伽科学练习的原则。

1. 全面发展原则

全面发展原则要求瑜伽练习追求身心全面和谐的发展，以确保身体形态、机能、身体素质和心理素质等各个方面得到全面协调的发展。

（1）瑜伽练习的内容、方法要尽可能考虑身体的全面协调发展。

（2）在全面练习的基础上，要有目的、有意识地加强专门实用性和针对性的瑜伽练习。

2. 个别对待原则

在瑜伽练习中，应根据每个人的身体条件、锻炼基础和锻炼目标等个体差异，采取个别对待的方式，使瑜伽练习更具针对性。因此，在进行瑜伽练习时，要做到以下三个方面：

（1）根据身体情况选择瑜伽动作，例如，生理期女性练习瑜伽应避免腹部用力动作及倒立类动作；有关节炎者，练习动作时要轻柔一些，直到找出适合自己的动作。

（2）根据锻炼基础来选择适合自己能力的瑜伽动作，尤其是初学者不可贸然练习难度较高的动作，或盲目做超出自己能力所及的瑜伽动作。

（3）根据不同的练习目标或需求，有选择性地瑜伽练习：有的人瑜伽练习是为了健身减肥；有的人瑜伽练习是为了缓解疼痛，活化脊柱；有的人瑜伽练习是为了消除紧张，缓解压力。根据不同的练习目标或需求，需要选择不同、有针对性的练习方案来达成目的，如以缓解腰酸背痛为目的，可通过围绕脊柱上下、左右、前后逆转动作等各种姿势，使身体中平时不太运动的部位能有效活动起来，从而活化脊椎，缓解疼痛等。

（二）瑜伽科学练习的要求

瑜伽的练习方式非常讲究，无论在物质准备、练习时间、练习场地等方面，还是在心理准备方面都有其一定的要求，练习者必须熟悉这些基本要求，瑜伽练习才会事半功倍。

1. 树立瑜伽正确认知

瑜伽与体操、舞蹈以及一般的有氧练习有所不同。瑜伽的真正意义在于呼吸、意识和姿势的三者结合成一体。只有当这三个要素相互协调和统一时，才能算是真正的瑜伽练习。有人错误地认为瑜伽就是一种柔软的运动，没有足够的柔韧性则不能练好瑜伽。事实上，瑜伽是注重身心和姿势的结合，不能用柔韧性的好坏来衡量一个人瑜伽练习的能力。瑜伽是一种极其温和的练习方式，由于它的姿势很容易适应每个人的需求，因此，练习者需根据自己的身体状况，有针对性地挑选瑜伽体位进行练习。

2. 练习瑜伽需保持乐观、平和的心态

在进行瑜伽练习时，不要勉强自己做超出个人能力以外的动作。由于个体之间存在着差异，因此瑜伽练习不要操之过急、过分勉强，更不能与他人攀比，否则易造成运动损伤。同时，在进行瑜伽练习时，也不要过度在乎自己动作的美丑。瑜伽练习最重要的是身、心、灵的协调统一，动作做的美与丑并不重要，把握好练瑜伽时身体被充分伸展的舒适感，比做出漂亮的动作更重要。

3. 瑜伽练习的场所

虽然瑜伽是最不受场地限制的活动之一，但是对练习场所的一些基本要求还是不容忽视的。选择瑜伽练习场所有如下三项基本要求：

（1）在室内练习时，确保通风条件良好非常重要。同时，为了创造一个舒适的环境，可以在练习区域放置一些绿色植物或鲜花，这有助于提升空气质量和增加视觉上的愉悦感。同时，播放轻柔的音乐也可以帮助放松神经，进一步营造宁静的氛围。

（2）在室外练习时，选择安宁、洁净、舒适、温暖的周围环境，尽可能保证在进行瑜伽练习时不会被外界事物干扰，这样有助于尽快进入练习状态；不要在大风、寒冷或有污染的空气中练习瑜伽。

（3）无论是室内还是室外的瑜伽练习，选择一个干净、平坦的场地非常重要。为了防止脚下打滑，可以在地面上铺设瑜伽垫、地毯、毛巾或

软垫等。这样可以增加脚部的稳定性，提供舒适的支撑。

4. 瑜伽练习的时间

瑜伽练习的时间没有具体的规定，最适合的时间应根据个人的生活和工作规律来确定。清晨、黄昏和晚上睡前通常被认为是瑜伽练习的良好时机。然而，一般而言，除了进餐后的 2～3 小时内不宜立即进行瑜伽练习外，一天中的任何时间都可以用于瑜伽练习。每天尽可能在固定的时间内进行瑜伽练习，这样既可以不断进步，也有助于形成规律作息，取得长期的良好效果。即使时间不允许，每周最少也要进行 3 次瑜伽练习。

5. 瑜伽练习服装

由于瑜伽涉及大量的身体伸展和扭转动作，因此最好选择穿着舒适且宽松的衣服进行练习。棉麻质地的衣物是较好的选择，但如果条件允许，最好穿瑜伽服。瑜伽服具有良好的弹性，可以让练习者自如地伸展身体，同时还具有良好的吸汗性能。

在夏季练习瑜伽时，最好赤足进行，而在冬季可以选择穿着棉袜或软底布鞋来练习。在进行瑜伽练习时，尽量减少穿戴物品，如手表、腰带或其他饰物，这些物品可能会分散注意力，妨碍动作练习，甚至导致意外伤害产生。因此，最好选择轻装上阵，以确保舒适度和安全性。

6. 呼吸

"在学习瑜伽的过程中，呼吸节奏的掌握和呼吸方法的应用是很重要的，正确与否的方法不仅可以看出能否促进血液循环，放松身心，还能够反映出一个人瑜伽练习的程度。"[①] 在没有特殊要求的情况下，都是用鼻子呼吸。

7. 瑜伽练习用具

在进行瑜伽练习时，应选择一块由天然材料制成的厚薄适宜的瑜伽垫子，如果地面不平坦，瑜伽垫便能发挥缓冲作用，有助于保持平衡，并可

---

① 唐栏. 探讨呼吸在瑜伽锻炼中的地位和作用 [J]. 文体用品与科技，2022（7）：69.

以支撑和保护好练习者的脊椎。如没有专业的瑜伽垫子，铺上地毯或对折的毛毯亦可，注意不能让脚下打滑。对于初学者来说，使用一些辅助工具来练习特定的瑜伽姿势是可行的。常见的辅助工具包括瑜伽砖、瑜伽绳，甚至墙壁、桌椅等。这些辅助工具可以帮助初学者循序渐进地进行练习，并有助于准确感受每个姿势对身体的影响。

8. 音乐

在瑜伽练习中使用瑜伽音乐或轻音乐可以增加练习者的兴趣，同时帮助他们更好地放松神经和平静心灵，有助于其进入瑜伽练习的状态。适合瑜伽练习的音乐应该具有抒情、自然、休闲和宁静的特点，这样的音乐能够帮助人们放松身心，获得内心的平和、安宁和快乐。

舒缓的轻音乐、树林中的鸟鸣声、海边的浪涛声等都是很好的选择。这些音乐和自然声音能够创造一个安静的环境，为瑜伽练习提供一种和谐的氛围。练习者可以根据个人的喜好和感受选择适合自己的音乐，以帮助自己集中注意力和获得内心的宁静。

第二节　瑜伽饮食与瑜伽健身

瑜伽有一套流传数千年、博大精深的完整体系，既然选择了修习瑜伽，就不仅是体位法的研修，还应在精神理念、生活起居、饮食方式等层面上有所精进。无论素食者还是非素食者，养成一种良好的饮食习惯都是健康生活的保障。

一、瑜伽饮食的分类

（一）瑜伽饮食的界定

瑜伽饮食的最佳成分主要包括水果、蔬菜、奶制品、谷类、坚果种子、豆类、蜂蜜和原糖等，而不包括肉类、鱼类、蛋类及其衍生产品。这种饮食模式被认为更符合人体的需求，并对身体和心理健康都有很多好处。

（二）瑜伽饮食的主要种类

1. 谷类

谷类是大自然赐予我们的最基本、最能够满足我们需求的主要食物，它是传统饮食的核心部分，拥有许多益处。谷类长期以来一直被认为是维持健康和体力不可或缺的重要支柱。我们可以品尝美味又富含营养的各种谷物，如大米、小米、大麦、燕麦等。

2. 豆类

豆类是瑜伽饮食中一项重要的组成部分，就像谷类、水果、蔬菜和奶制品一样。豆类具有丰富的营养，可以增强体力、耐力、稳定性和平衡感。其中所含的纤维有助于预防便秘、降低胆固醇、稳定血糖水平，进而预防冠心病。绿豆、大豆、红豆、扁豆、鹰嘴豆、豇豆、芸豆（四季豆）、花斑豆等是常见的豆类品种。

3. 坚果

坚果蕴含着人体容易吸收的脂肪酸，并且富含多种营养物质。无论是作为点心还是正餐的一部分，坚果都非常适宜。

坚果作为零食或加入餐饮中，既可口又营养丰富。它们是天然的营养宝库，供应给我们身体所需的脂肪酸，同时也提供其他重要的营养成分。无论是单独食用还是与其他食材搭配，坚果都是非常理想的选择。

4. 奶制品

牛奶被瑜伽练习者视为一种完美的食物，因为它含有人体所需的各种营养物质，有助于维持身体的健康。酸奶更被瑜伽练习者视为健康的守护者，同时也是最易于消化的奶制品之一。

5. 水果、蔬菜

水果和蔬菜对于维持身体的健康平衡具有积极作用。瑜伽饮食强调摄入丰富多样的新鲜蔬果。水果和蔬菜以其不同的颜色和口味而吸引人，不仅美观可口，还富含丰富的营养物质。水果被认为是真正的健康食物，它不仅容易消化，还能净化身体并提供能量补充。

6. 酥油、芝麻油

食用油脂不仅是为了增添食物的味道，更是为了满足身体的营养需求。在瑜伽饮食中，酥油和芝麻油被视为珍贵的食品。酥油一直有着"拉撒雅纳"（Rasayana）的称号，意味着它是一种有助于全面健康和长寿的食物。芝麻和芝麻油长期以来被瑜伽教师视为大自然赐予我们的吉祥和健康的礼物，可见这些食用油脂在瑜伽饮食中发挥着重要的作用。

（三）瑜伽饮食的形态

瑜伽倡导素食主义，并将食物分为三个不同的形态：悦性食物、变性食物和惰性食物。根据瑜伽理论，瑜伽练习者应该增加摄入悦性食物的比例，同时减少或避免摄入惰性食物，以实现瑜伽对健身和塑身的真正效果。

悦性食物有助于提升身体的活力和平衡，符合瑜伽练习的需求。相反，惰性食物可能使身体感到沉重和缺乏活力，不利于瑜伽练习的效果。因此，瑜伽练习者被鼓励在饮食中增加悦性食物的比例，以获得最佳健身效果。

1. 悦性食物

悦性食物是瑜伽练习者最适合的饮食选择。悦性食物有助于塑造健康、纯净、轻松和精力充沛的身体，同时也能带来平静愉悦的心灵状态，创造身心健康的平衡。悦性食物包括水果、坚果、温和香料、适量的绿茶和谷物制品等。

悦性食物的烹饪方法相对简单，很少使用辛辣或其他刺激性强的调料。悦性食物提供了身体所需的蛋白质、矿物质等营养物质，因此对其营养价值的怀疑是多余的。

总的来说，悦性食物不仅极其健康，而且能够提供身体所需的营养。它们是瑜伽练习者理想的食物选择，有助于塑造健康的身心状态。

2. 变性食物

变性食物指的是味道浓烈的食品，它们可能破坏身心平衡并消耗脑力。频繁食用这类食物会导致身心的不安和紧张感。变性食物包括辣椒、强烈调味品、咖啡、浓茶、巧克力、食盐等。

瑜伽练习者同样应避免食用变性食物。快速进食也被视为间接食用变性食物的方式之一。

因此，瑜伽练习者应尽量避免变性食物的摄入，这类食物与瑜伽的理念不符合。

3. 惰性食物

瑜伽练习者除了应减少食用肉和鱼外，还应该避免食用鸡蛋、酒、咖啡等刺激性食品。

二、瑜伽饮食习惯

（一）瑜伽练习者需注意的日常饮食习惯

1. 避免大鱼大肉，以素食为主

瑜伽运动鼓励素食主义，因为它认为人类的牙齿和消化系统天生适合消化素食。在悦性食物中，除了牛奶以外，都是素食。相比于消化肉类食品，消化素食所需的时间更短，能量消耗更少。

人类的牙齿结构和消化系统适合咀嚼和消化植物性食物。人类的牙齿没有像食肉动物那样的锋利利齿，而是适合咀嚼纤维丰富的食物。此外，人类的消化管道较长，这使得我们能够充分消化和吸收植物性食物中的养分。

选择素食有助于减少消化负担，节省能量，使身体更容易消化食物。此外，素食还具有更高的纤维含量，有助于促进肠道健康，预防便秘和其

他消化问题。

2. 选择性摄入优质蛋白质、氨基酸

瑜伽练习者可以通过多种方式获取身体新陈代谢所需的氨基酸，其中包括增加摄入富含多种必需氨基酸的豆类和牛奶。这样的饮食选择可以满足瑜伽练习者对蛋白质的需求，避免由于蛋白质不足而导致的体力下降、免疫力下降以及肌肉流失等不良影响。

豆类是优质的蛋白质来源，它们富含多种必需氨基酸，对于素食者来说尤为重要。通过摄入豆类，如大豆、红豆、绿豆等，瑜伽练习者可以获得丰富的蛋白质和氨基酸，促进身体的修复和增长。

另外，牛奶也是一种优质的蛋白质来源，其中含有丰富的乳清蛋白和酪蛋白，提供了多种必需氨基酸。对于非素食者来说，适量摄入牛奶可以有效满足身体对蛋白质的需求。

通过合理摄入豆类和牛奶，瑜伽练习者可以确保身体获得足够的蛋白质和氨基酸，维持良好的体力和免疫力，同时防止肌肉流失。这样的饮食选择是为了支持瑜伽练习所需的健康身体和能量平衡。

3. 保持清淡饮食

那些嗜好口味过重的人，在烹饪过程中常常会过度使用各种调料，如辣椒、食盐、味精、酱油等，这种过度调味对身体健康和情绪稳定都不利。瑜伽理论中将这种情况称为变性食物，指的是食物过于含有辣、苦、酸、甜等味道。

过度食用变性食物会给人带来烦恼和疾病，使人变得焦躁不安，甚至引发憎恨、沮丧等负面情绪，使内心失去平静和平衡。相比之下，保持清淡的饮食更有利于保持良好的心情和情绪状态。

因此，瑜伽倡导者提倡在饮食中避免过度食用变性食物，而是选择清淡的食物，以维持身心的平和和稳定。这样的饮食选择有助于人保持内心的宁静和平衡，使人身心更加平和、愉悦。

4. 合理摄入碳水化合物，拥有充沛体能

许多女性参加瑜伽锻炼的目的是减掉顽固的脂肪，因此她们可能认为在练习瑜伽期间应该减少甚至不吃主食。然而，这种观点是错误的。谷物、豆类、干果、新鲜水果和蔬菜、面包、牛奶、蜂蜜等食物属于悦性食物，它们可以帮助身心保持平静和纯净的状态，并为身体提供所需的营养和能量。

有些人将碳水化合物视为毒品，将其从日常饮食中剔除，然而他们并没有意识到，缺乏这种营养素会导致身体活力和精力的丧失，因为碳水化合物是身体最主要的能源之一。

因此，在追求健康的同时，女性瑜伽练习者应该保持合理的饮食习惯，摄入适量的谷物、豆类和其他悦性食物，以满足身体对营养和能量的需求。这样做不仅有助于减肥，还能够保持身心的平衡和活力。

5. 多食蔬菜和水果，排出代谢毒素

根据营养学家的建议，每天摄入 100～200 克的水果和 400～500 克的蔬菜是非常重要的。新鲜的蔬菜和水果富含维生素、矿物质和膳食纤维，能够为身体提供充足的营养。

特别值得一提的是膳食纤维，它被形象地称为肠道的"清道夫"。膳食纤维有助于增加胃肠道的蠕动，帮助排出积聚在肠道内的毒素和废物，保持肠道的健康。此外，多饮水也是促进身体排毒的好方法，它有助于清除内脏器官积累的污垢。

需要特别注意的是，要远离变质发酵或存放过久的食物。这些食物在代谢过程中会产生大量毒素，给身体增加负担，因此应该尽量避免食用。

因此，瑜伽练习者遵循营养学家的建议，每天摄入适量的水果和蔬菜，保持饮水量充足，远离变质食物，这样有助于补充充足的营养，促进身体排毒，维持身体的健康状态。

6. 巧妙食用坚果类食物，避免营养缺乏

许多注重体重控制的女性可能会避免食用坚果类食物，因为它们被认为具有较高的热量。然而，我们不能忽视坚果类食品中丰富的营养素对瑜

伽练习者的重要性。

素食者通常会限制或避免肉类食品的摄入，这可能导致他们在蛋白质和脂溶性维生素方面的摄入不足。除了增加豆类、牛奶等优质蛋白质食品的摄入外，适量增加坚果类食品可以弥补素食饮食中的不足。例如，松子、榛子、花生等坚果类食品中蛋白质的含量可达到每100克中含有20克的水平。每天摄入100克花生，就能够满足每日推荐摄入量的维生素E，满足身体对维生素E的需求。

因此，尽管坚果类食品可能含有较高的热量，但它们却是对瑜伽练习者非常有益的营养来源。对于素食者来说，适量摄入坚果类食品可以补充重要的蛋白质和脂溶性维生素，从而满足身体的营养需求。

7. 远离油炸、烧烤类食物

油炸和烧烤类食物常常富含高脂肪，这会导致人们变得肥胖，因此被称为惰性食物。高脂肪饮食是对身体健康有害的重要因素之一，也是心血管疾病的主要诱因。这些经过高温油炸的食物还含有许多致癌物质，同时会破坏食物中的维生素，使蛋白质变性，使其失去营养价值。

油炸和烧烤类食品的油脂含量较高，其中包含大量饱和脂肪酸和反式脂肪酸，这些脂肪对心脏健康极为不利。高脂肪饮食会增加胆固醇水平，导致动脉堵塞和心脏病风险增加。此外，这些食物经过高温油炸时，会形成多种致癌物质，如多环芳烃和丙烯酰胺。这些物质对人体健康有害，长期摄入可能增加癌症的风险。

此外，高温油炸还会导致食物中的维生素流失，尤其是热敏性维生素，如维生素C和维生素B。这些维生素在食物中的含量会因油炸而减少，从而降低了摄入的营养价值。蛋白质也容易在高温油炸的过程中变性，失去其原有的营养成分，对身体的营养供给造成不利影响。

因此，我们应该尽量避免过多食用油炸和烧烤类食物，以减少高脂肪和致癌物质的摄入，并保持食物中的营养价值。选择健康的烹饪方法，如蒸、煮、煎，可以更好地保留食物的营养成分，让我们获得更健康的饮食习惯。

8. 远离咖啡、浓茶、巧克力、碳酸饮料

咖啡、浓茶、巧克力和碳酸饮料等含咖啡因的饮品被认为是变性食物，

对于瑜伽练习者来说，应该尽量减少或避免摄入。适量饮用咖啡和浓茶可以帮助保持头脑清醒、思维敏捷，但是过量摄入会导致钙质流失，并影响铁元素的吸收。巧克力和碳酸饮料只是满足味蕾的食品，对身体没有多大的益处，因此应该限制食用。

无论是否进行瑜伽练习，保持健康的饮食习惯都会令我们终身受益。在饮食中，我们应该选择健康的悦性食物，以排除身体中的毒素，保持良好的精神状态。同时，我们应该远离那些会使我们变得暴躁、懒散，并对健康有害的食物。

要维持健康的饮食习惯，我们可以选择富含维生素、矿物质和纤维的新鲜水果、蔬菜、全谷类食品和健康蛋白质来源（如豆类、鱼类和家禽）。此外，多饮用水可以帮助排除体内的毒素，保持身体的水分平衡。

通过合理的饮食选择，我们可以提供身体所需的营养，并保持身心的平衡。无论是瑜伽练习者还是其他人群，都应该注重饮食对健康的重要性，以保持良好的身体状态和精神状态。

（二）瑜伽练习者需注意的日常饮食原则

1. 保持食物营养的平衡性

瑜伽练习者提倡平衡的饮食，主要侧重于植物性食物的摄入，包括各种蔬菜和水果。他们更倾向于选择生食，但如果必须进行烹饪，也会选择简单和迅速的方法，以减少营养的损失。此外，饮食的平衡还要注意酸碱度的适中。在东方饮食习惯中，主食以米、麦为主，肉类为副食，导致饮食偏酸性，容易引发酸性中毒。因此，我们应该尽量减少淀粉、蛋白质和脂肪等酸性食物的摄入，而增加蔬菜和水果等碱性食物的摄入，以达到酸碱平衡的目的。

通过平衡的饮食选择，瑜伽练习者希望获得丰富的营养，并保持身体的平衡和健康。他们追求以自然、纯净的食物滋养身体，尽量避免加工和烹饪过程中的营养损失。他们相信饮食的平衡和酸碱度的调节对身体的健康至关重要，因此注重选择健康的植物性食物，以保持身心的和谐状态。

无论是否从事瑜伽练习，我们都可以借鉴平衡饮食的原则，注重摄入各类营养素，并注意酸碱平衡，以保持身体健康。在日常生活中，我们应该多选择新鲜、天然的食物，尽量减少加工食品和过度烹饪对营养的损失。通过合理的饮食搭配，我们可以提升身体的能量水平，增强免疫力，并保持内外的平衡和和谐。

2. 满足身体真正需求的营养摄入

瑜伽练习者鼓励不要迫使身体摄入不需要的食物。虽然牛奶被广泛认为具有营养功效，但有些人会乳糖不耐受或不喜欢其口感，他们可以选择豆浆或椰奶作为替代品。

此外，我们的身体状况每天都会有所不同，对食物的需求也会有所变化。瑜伽练习者应意识到这一点，根据当天的身体状况来调整饮食。如果感到身体不适，缺乏食欲，可以根据身体的感受选择相对清淡的食物，或者暂时不进食，让身体自行调节。

瑜伽教导我们倾听身体的声音，与身体建立联系，以满足其真正的需求。通过细致观察，我们能够更好地了解自己的身体，判断何时需要营养补充，何时需要休息和调整。这样的自我调节和自我关爱，有助于保持身体的平衡和健康，并促进身心的和谐发展。

3. 尊重食物的原始状态

瑜伽饮食注重对食物的原始状态的尊重。它鼓励使用简单的烹饪方法，减少调味料的使用，甚至不使用油脂，以尽可能地保留食物的原始风味和营养成分。当品尝这些食物的原貌和原味时，能够更好地体会它们的自然之美。

因此，应该意识到加工食品可能对我们的健康和瑜伽练习产生负面影响。选择尊重食物原始状态的瑜伽饮食，尽量避免加工食品并采用简易烹饪法，可以保持身体的平衡和能量的平衡。同时，在用餐时，我们应该以一种慢下来的态度去享受食物，专注于食物的味道和营养价值，以感恩的心态对待每一顿饭。这样的生活方式将更好地与食物和自己的身体建立联系，从而提升瑜伽练习的效果。

4.慢慢改变饮食习惯

瑜伽饮食的改变并不需要过于牵强，可以逐步减少对肉类食品的依赖。例如，可以从每天每顿都吃肉减少到每天只吃一次肉，然后逐渐尝试每两天吃一次，最终目标是每周只吃一次肉。这样逐步减少肉类食品的摄入频率更符合身体的自然规律，也更容易坚持下去。

此外，烹调食物时应根据自己的食量来决定分量，不要过量制作食物。因为剩余的食物需要重新加热，而瑜伽练习者应极力避免食用重新加热过的食物。重新加热的食物会导致营养成分的流失，并且可能因发生化学反应而产生大量毒素。食用这类食物会给身体带来许多毒素。

逐步减少肉类摄入和避免食用重新加热的食物是瑜伽练习者逐渐改变饮食习惯的有效方法。这样的转变更加温和和有益，有助于身体适应和接受新的饮食模式，同时也有助于保持身体健康和减少毒素的积累。

三、瑜伽健身的作用

（一）有效调节内分泌系统，促进人体健康

一个人的行为、情绪和心理状态与内分泌腺体的活动密切相关。当内分泌腺体释放过多或过少的激素进入血液时，人的身心健康就会受到不良影响。瑜伽练习有助于调节这些腺体的活动，从而预防内分泌系统的失调。由于内分泌系统受自主神经系统支配，瑜伽对神经系统的调整也间接帮助调节内分泌系统，同时瑜伽练习通过温和的按摩和刺激，直接保持腺体的健康状态。

瑜伽通过意念和内心对话的方法，减少忧虑和困扰。瑜伽中的弯曲、伸展、推动、扭转和挤压的动作可以有效缓解神经紧张。瑜伽创造了一个良好的内在环境，让人从焦虑、急躁和紧张中解脱出来，提高自信心，消除烦恼，使心灵得到放松，内心变得平和。

瑜伽练习还可以调整身体和心灵的平衡，促进身心健康的发展。瑜伽中的深呼吸、冥想和身体动作的协调可以帮助平衡神经系统，减少应激反应，并增强身体的自愈能力。这种身心的平衡有助于调整内分泌系统的功

能，使其更加健康稳定。

总之，瑜伽练习对于调整内分泌系统和神经系统的功能非常有益。通过瑜伽练习，可以减轻焦虑、压力和紧张，促进内分泌的平衡和身心健康。无论是在日常生活中还是面对挑战和压力时，瑜伽都是一种有效的工具，能帮助我们保持身心的平衡和健康。

（二）提高身体的柔韧性，培养身体自然美的线条

瑜伽的姿势能够逐渐拉伸身体的肌肉，为身体注入无限的能量。正确地练习瑜伽，并将注意力集中在身体变化所带来的感觉上，可以体验到肌肉的伸展和延长。这种练习有助于防止肌肉组织功能下降，使肌肉保持弹性，消除肌肉萎缩和关节僵硬，使肌纤维变得更长、更细。同时，身体的柔韧性也会得到改善，僵硬的部分得到缓解，使肌肉线条更加完美。

通过瑜伽的深度伸展和拉伸动作，可以促进肌肉纤维的延长。这些姿势可以帮助拉伸紧张的肌肉和筋膜，增加关节的灵活性。当我们保持姿势时，我们可以感受到肌肉逐渐放松和拉伸的感觉，这有助于改善肌肉的弹性和柔韧性。

瑜伽练习还可以改善身体的姿势和线条。通过逐渐拉伸身体的各个部位，我们可以调整身体的平衡，改善不良的姿势习惯，使身体线条更加匀称和流畅。这对于提升整体体态和外观非常有益。

总的来说，瑜伽的姿势练习可以帮助我们拉伸肌肉，增加肌肉的柔韧性和弹性，消除肌肉萎缩和关节僵硬。通过正确的练习方法和专注于身体感受，我们可以享受到身体变化的喜悦，并塑造出更加优美的肌肉线条。瑜伽练习不仅使身体更加健康灵活，同时也提升了我们对自身身体的认知和体验。

（三）消除忧郁情绪，预防疾病的产生

由于现代社会的激烈竞争，人们面临巨大的心理压力，这也导致心理疾病的发病率显著增加。在这样的背景下，瑜伽成为一种有益的心理健康练习。瑜伽通过在优美的音乐伴奏下，将呼吸、动作和意识统一相互交替

来完成，可以协调交感神经和副交感神经的平衡，调整自律神经功能，从而缓解和消除忧郁情绪，减少因紧张或忧郁引起的心理疾病。

瑜伽练习中的深呼吸和流畅的动作可以帮助我们放松紧张的神经系统，减轻压力和焦虑。当我们专注于瑜伽练习时，将注意力集中在呼吸和身体感受上，我们可以暂时抛开外界的烦恼和忧虑，进入一个平静和宁静的状态。这种专注和冥想的状态有助于平衡大脑中的神经传递物质，促进身心的平衡和放松。

总之，瑜伽作为一种综合性的身心健康练习，具有调节神经系统、减轻压力和焦虑、改善心理健康的益处。通过瑜伽的呼吸、动作和冥想练习，我们可以达到身心平衡的状态，从而提高心理健康水平，减少心理疾病产生的风险。

（四）改善内脏器官功能，并有辅助治疗的作用

通过经常正确地进行瑜伽练习，可以改善人体的内脏器官功能，并对一些已经患病的器官有辅助治疗的效果。瑜伽的各种姿势，如身体的扭转、挤压和拉伸，可以对内脏器官产生刺激和影响，从而促进其功能的改善。

在瑜伽练习中，通过扭转姿势，可以有效地刺激肠道的蠕动，增强消化液的分泌，促进食物的消化和吸收。扭转姿势还可以刺激肝脏和胆囊的功能，促进胆汁的分泌和排泄，有助于脂肪消化和代谢，减轻脂肪肝等肝脏问题。

瑜伽练习中的姿势还可以对肾脏产生积极的影响。通过伸展和挤压的动作，可以促进肾脏的血液循环，增加供血量，加强代谢功能。

瑜伽练习还可以通过深呼吸和冥想的技巧，促进身体的放松和压力的缓解，进而有助于改善整体的健康状况。压力和紧张会对身体的内脏器官产生负面影响，而瑜伽练习通过调整自律神经系统的平衡，减轻压力和焦虑，从而改善内脏器官的功能。

需要注意的是，瑜伽作为一种辅助治疗方法，并不能替代传统医学的诊断和治疗。对于存在特定疾病的人群，应在医生的指导下进行适当的瑜伽练习，并结合医学治疗。此外，个体差异较大，对瑜伽姿势的适应程度也各不相同，因此在练习时要根据自身的情况选择适合自己的姿势和强度。

第三节　高校瑜伽课程的编排与构建

一、高校瑜伽课程编排的基本要素

（一）排序要素

瑜伽教学必须遵循人体运动的生理规律。每一堂课都必须进行充分的暖身活动。在练习瑜伽体位法前，热身操可帮助练习者舒展四肢，让身体更柔软，减少运动伤害。练习瑜伽前的热身操，还能帮助我们将浮躁的心慢慢地安定下来，让思绪更容易进入舒适宁静的瑜伽状态中。

1. 热身

进行热身的重要原因有多个：首先，热身能够帮助练习者集中注意力于呼吸，通过深呼吸增加氧气摄入量，从而增强体力。其次，热身能够改善末梢血液循环，有助于身体感觉姿势的伸展，提供更好的身体准备。再次，热身还能减轻身体的僵硬程度，使身体更轻松地完成瑜伽体式。从次，通过增加氧气供应和改善循环，热身还可以减少肌肉产生的乳酸，从而预防身体受伤。最后，热身有助于大脑专注于即将练习的瑜伽姿势，使我们更好地完成瑜伽动作。

热身的常规程序既可以是由慢到快连续地完成向太阳致敬式，也可以是一组从头到脚的身体的各个部分的准备练习。

2. 体位练习

瑜伽的体位练习通过各种姿势，如站立、坐姿、跪姿、卧姿和倒立等，通过弯曲、伸展和扭转身体各个部位，对脊柱、肌肉等，进行自我按摩和牵引，以调节神经和内分泌系统，达到减脂、塑身、美容等多种效果。

在练习瑜伽体位时，平衡是非常重要的。也就是说，在每个姿势的练习中，不同的部位和内脏器官会受到不同程度的按摩、挤压和伸展，而我们身体的肌肉、韧带、关节和骨骼都会相对平衡地发展。在安排瑜伽动作时，完成身体右侧的动作后，需要相应地完成身体左侧的动作；在完成身体后仰的姿势后，相应地需要完成身体前屈的动作。同时，要注意肌肉在练习中的恢复和放松，以实现紧张与放松的平衡。在紧张的状态下，血液会从肌肉和器官中被挤压出来；在放松时，血管会重新舒张，使新鲜的血液流入组织中。

在瑜伽的体位练习中，我们应尽量强调脊柱的延伸，同时要避免过度压迫身体的前侧，特别是在练习前屈体式时，否则可能会影响呼吸。在伸展身体的前侧的同时，也要伸展颈部的后侧，任何体式中都不应缩短颈项的后侧，即使是在最强烈的后弯体式中。后弯可以按摩肾上腺，从而让我们感到精力充沛。从情绪生理学的角度来看，肾上腺素、去甲肾上腺素和多巴胺等物质在血液中浓度增加时，会让身体感到兴奋和振奋。而前屈体式具有安抚心神的作用，可以帮助人们平静下来。

在体位练习中，动作的排序性很重要。练习体位时要遵循：①先右后左、有前屈必有后屈的练习原则；②先易后难；③编排动作顺序时，可按照坐姿动作—站姿动作—坐（跪、卧）姿动作或站姿动作—坐（跪、卧）姿动作—站姿动作—坐姿动作的顺序，把不同体式的动作巧妙地串联起来，达到均衡、协同发展身体的目的。在进行体位练习时，除选择常用的慢移动方式进入或结束一个体式外，另一种进入和结束体式的方法是采用跳跃的方式。这种方法在站立体式中比较常见，它是一种传统的编排方法。在使用跳跃进入或结束体式时，重要的是保持身心的轻盈和冷静。每次跳跃或着陆时，我们要注意保持平衡和稳定。跳跃式可以帮助身体在站立体式中保持身体两侧的平衡，其注意力和发力应从身体背面开始。

编排初级课程，瑜伽的调息、冥想练习可以安排在课的开始部分，通过短暂的调息、冥想练习，使练习者很快地安静下来，放松心情、放松身体，进入瑜伽课堂的氛围中。编排中、高级课程，瑜伽的调息、冥想练习可以安排在最后的放松练习前。

当初学者进行调息和冥想练习时，如果感到难以静心，可以尝试将注意力集中在呼吸上，静静地感受自己的呼吸节奏，这有助于更容易进入冥想状态。在选择坐姿时，应选择一种让自己感到舒适的姿势。在调息和冥想过程中，思想的内容并不是最重要的，关键是注意力的集中和保持觉知的状态，同时配合缓慢、深长而有规律的呼吸。此外，也可以播放一些瑜伽冥想音乐，使身心沉浸在宁静和愉悦的氛围中，从而促进身心健康。对于初学者而言，在进行调息和冥想练习时，可以使用一个垫子将臀部垫高，使臀部略高于膝盖，这样可以缓解下半身的紧张感，有助于更容易进入冥想状态。

3. 休息术

课程最后，通常安排放松练习，即瑜伽的休息术。休息术并不是真正地进入睡眠状态，而是瑜伽的一种特殊的冥想方式。在休息术中身体是放松的，思想却是警醒的，它可以帮助身体很好地恢复精力。

（二）难度要素

课程编排的难度可以从至少三个基本要素来考虑：课程的深度、课程的广度和课程时间。这三个要素构成了课程编排难度的三个不同维度。课程的深度是指课程内容所达到的学习领域的难易程度。课程的广度指的是课程内容所涉及的范围和领域的广泛程度。初级课程可简单地介绍一些瑜伽的理论知识、注意事项、初级难度的体位动作及呼吸法。中、高级课程除了加大体位动作的难度外，还可安排一些具有针对性的体位练习，如经络瑜伽、美容瑜伽、治疗瑜伽等，增加调息练习、冥想练习及瑜伽哲学理论知识的传授等。以一堂课为例，课程时间通常为 60 ～ 90 分钟。教师可以将每次练习的时间安排在相同的时间段，这样可以为身体提供稳定的刺激，促进良好的练习习惯的形成，并使各器官尽快适应练习状态。瑜伽的关键在于坚持，无论是教学还是健身。在初期阶段，练习者可能会感觉身体和肌肉比较僵硬，但不必着急，通过一段时间的规范练习，肌肉会变得更具弹性，柔韧性也会逐渐提高。

二、高校瑜伽课程编排的要求

（一）注重整体策略

瑜伽课程编排应本着"以人的全面、健康和可持续发展为本"的教育理念，在课程设计上，体现学科内容之间与相关领域之间的共通性。在课程编排中，需要同时关注课程内容的深度和广度：深度指的是学科内容的系统性和完整性；广度则涉及相关领域，例如养生、健身和美容等方面的内容。因为这两个因素可以促进学生在学科方面的发展，并对他们的身心和社会化发展提供帮助。

（二）注重局部策略

同一课程内容对于不同学生具有不同的适应性。这种适应性实际上可以分为两部分，即课程内容的难度与课程实施所导致的难度（动作完成应达到的要求），前者是由课程内容本身所决定的，后者是能否使所授内容按照要求达到完美。根据不同对象采取不同的内容设计编排课程，在课程时间不变的前提下，可根据教授对象个体，单独增加课程难度或单独增加课程广度或提高要求，做到区别对待。

三、高校瑜伽课程编排的范例

（一）初级课程编排

对于初学瑜伽者来说，由于没有瑜伽基础，首先要引导初学者建立正确的练习理念，要让其明确初级体式或许看起来不复杂，但并不意味着做起来会很容易，看似简单的体式，却有着丰富的变化，能产生不同的锻炼效果。在所有体式中，我们都必须将柔韧性和稳定性加以协调，配合呼吸，从而获得最大的益处。偏重某一点，或是忽略某一点都无法练好。带着意识练习初级体式，同时保持身体与呼吸的相互结合，可使学生们能够更好地感悟动作，如果过快地进入高级体式，而呼吸和意识都还没有协调配合好，那时就会发现动作的练习反而不具效果。在初级课程的编排中，需要注重更深入地把体式、呼吸和意识结合在一起，从而使那些看起来容易的体式在实际练习中变得更具效果。

初级课程在练习难度和课程安排上要循序渐进，在每个单元计划里，课程内容、动作难度和动作数量都要遵循此原则。初级课程的主要目标是学习瑜伽的练习方法。每次练习的时间应保持在 60 ～ 70 分钟：10 ～ 15 分钟用于进行热身练习。中间部分则占据 30 ～ 40 分钟的时间。放松练习可以分为两个阶段：第一阶段是在不同体位之间，原则上每完成一个体位后都要进行放松；第二阶段是整个练习结束后的放松，持续时间为 10 ～ 15 分钟，以完成整个瑜伽练习过程。

注意事项：需要详细介绍瑜伽练习的注意事项、课程内容，特别是简单的呼吸方法、基本的体位练习和放松练习，体式的选择要适合初学者。了解学生的身体情况、精神状况，如有否受伤、疾病情况等，做最新消息的记录和了解，从而给出他们的练习的方法和内容。

瑜伽初级课程编排范例，具体如下：

第一，详细介绍瑜伽练习课程的注意事项。

第二，简易介绍瑜伽的风格。

第三，介绍坐姿。

第四，热身。

第五，体式练习 5 ～ 6 个。练习方法举例：三角伸展式—战士第二式—双角式—树式—坐姿脊柱扭转式—束角式—挺尸式。

第六，呼吸、冥想练习。

第七，腹式呼吸。

第八，放松练习。

（二）中级课程编排

瑜伽中级课程教授对象应有一定基础，如练习两年以上。中级课程编排在每个单元计划里，相比初级课程，动作难度和动作数量要适当增加，这个阶段的练习要求练习者能很好地将瑜伽的呼吸和体位动作结合起来，并进一步指出呼吸的重要性。瑜伽的体位动作应达到更流畅、舒展、自然，没有强迫性。练习时，始终都能保持缓慢深长的呼吸，意念集中。

瑜伽中级课程编排范例，具体如下：

第一，简易瑜伽坐姿、至善坐、半莲花坐、莲花坐。

第二，热身。

第三，体式练习 6 ～ 8 个。练习方法举例：向太阳致敬式—骆驼式—

战士第三式—三角转动式—船式—肩倒立—挺尸式。

第四，呼吸、语音冥想练习。呼吸冥想练习：腹式呼吸。语音冥想练习：语音冥想法。

第五，调息练习。练习方法举例：①清凉式调息；②风箱式调息。

第六，收束法练习。练习方法举例：①收颌收束法；②收腹收束法。

第七，放松练习。

（三）高级课程编排

瑜伽高级课程教授对象应练习四年以上，对瑜伽有较全面的了解，学习过呼吸、呼吸控制、冥想、体位，熟悉各种风格。

瑜伽高级课程编排范例，具体如下：

第一，呼吸练习。

第二，热身。

第三，体式练习6～8个。练习方法举例：向太阳致敬式—半月式—下犬式—桥式—神猴式—鹤禅式—头倒立式—挺尸式。

第四，呼吸控制：清理经络调息功。

第五，冥想练习：烛光冥想法是一种有效的睡前冥想方法，可用于促进精神放松、调节睡眠、提升睡眠质量和缓解失眠。

第六，收束法练习。练习方法举例：会阴收束法。

四、高校瑜伽课堂有效教学的构建

（一）瑜伽课的准备

1. 课前准备的意义

课前准备是教师按照教学目的、任务对课的认真准备的过程，是保证课顺利完成的先决条件。

2. 课前准备的具体内容与要求

（1）钻研大纲、教材等教学文件与材料。教师在上瑜伽课之前，要提前认真钻研大纲和教材，同时了解并掌握相关学科的更多学习资料。教师只有在钻研了大纲精神，熟悉了教材内容、教法等，学习掌握更多的相关材料，才能做到胸有成竹。

（2）了解学生的情况。教学的授课对象是学生，教学的最终目标是培养学生，学生是教学活动的主体。教师在授课之前，要通过各种途径了解学生的个性特点、喜好等，从而在采用集体方法的基础上，还要针对不同学生采用个性化的教学内容、方法与手段，从而做到有的放矢。

（3）准备音乐。课前准备阶段要提前反复筛选音乐，根据不同的练习内容选择相适宜的音乐。例如，冥想要选择空灵、深邃、缓慢的音乐，热身准备活动可以选择节奏稍快、活泼的音乐。结束放松阶段要选择舒缓、旋律优美的音乐。在应用音乐上，要避免长时间使用相同的音乐。

（4）编写教案。教案是根据教学进度和单元教学计划来编写的，必须在了解学生情况和认真钻研教材和教法的基础上进行，这是教师课前准备的一项重要工作。

（5）准备场地、器材等。教师至少要提前十分钟到教学场地，检查教学场地状况和音响设施，准备上课所需要的器材等。

（二）瑜伽课的组织

瑜伽课的组织是为了更好完成课的任务所采用的教学组织方式。其组织形式是根据练习内容、学生特点和教学条件等，合理安排组织形式。课的组织是否合理、严谨，对于教学效果具有直接影响。科学严密的组织，不仅有利于学生高效掌握所学内容，而且也能保证课的安全性，避免伤害事故的发生。瑜伽课的组织内容包括：课堂常规、组织队形、组织练习的形式以及准备场地、器材。

1. 瑜伽课堂常规

课堂常规是上课之前教师对学生提出一系列要求和必须遵守的规章制度。课堂常规的制订不仅有利于教学任务的顺利实施，而且可以加强学生的组织纪律性，培养学生文明素养的养成。课堂常规包括内容如下：

（1）对教师的要求

第一，教师要提前做好课前准备工作。教师课前要认真备课，了解学生、场地情况，然后编写教案。

第二，教师应根据教学大纲和教学进度进行教学，不能随意更改教学内容。

第三，上课时首先要向学生讲明上课的内容、目的，使学生对所学课程有一个明确的了解。

第四，课堂上要加强安全教育与措施，做好准备活动与整理活动练习。

第五，课的结束部分，应该进行课的小结，总结课的情况，布置课后任务，了解学生对课的认识与意见，根据反馈意见及时进行调整，提高教学质量。

（2）对学生的要求。对学生要进行常规要求，学生因伤、病或女生因例假痛经等原因不能正常上课时，要向教师说明情况，或者请教师准假；教师对于学生上课的着装要提出要求；教师要让学生参与整理场地，整齐摆放器材，养成爱护器材的好习惯。

2. 组织队形

在课的各个环节合理组织队形，对于顺利完成课的任务非常重要。在课的各个环节，根据不同的练习内容，组织变换不同的队形，既有利于按计划完成课的密度与强度，同时也有利于调动课堂气氛，提高学生学习的积极性。教师在编写教案的时候，要充分考虑队形的组织形式，做到心中有数。

3. 组织练习的形式

组织练习的形式应该根据安排练习的内容及任务来选择，一般采用以下形式：

（1）集体练习形式，是指全体学生同时进行练习的形式。在瑜伽课上大多采用这种形式。集体练习便于教师集体讲解、示范，节省时间，有利于加快教学进程。

（2）分组练习形式，是指把学生分成两个或者两个以上的组，可以做相同练习也可以做不同练习。采用分组形式，主要根据教学任务、内容、学生人数与场地、器材等情况的不同而定。采用分组形式时，教师要有目的、有计划地进行指导。

4. 准备场地、器材

在上瑜伽课前，准备好场地、器材是尤为重要的。准备场地、器材时要遵循便于教学紧密进行的原则，例如，准备好的瑜伽垫，便于学生迅速取到；准备好的音箱设备，便于教师随时播放等。

（三）上好瑜伽课的条件

1. 教师是上好瑜伽课的前提与主导

教师在教学活动中是主导，教师主导作用的发挥依赖于教师的教学能力与教学素养。

（1）教师的知识结构。因为网络媒体信息量大，对于教师形成了巨大的挑战。作为网络时代的教师，对其瑜伽理论知识、心理学知识等的掌握情况要求更加严格。

第一，瑜伽理论知识。瑜伽理论知识比以往任何一门体育运动项目的理论知识都要更为深奥，其从印度引入，需要投入更大的时间与精力才能掌握。瑜伽种类多，涉及身、心、灵各个层面，所以需要学习的知识非常广泛。

第二，人体解剖学与运动生理学知识。瑜伽与其他体育项目相同，也是针对人体进行的练习。教师只有掌握人体解剖学和运动生理学知识，在教授学生学习瑜伽体式时才能按照科学的方法进行，这样才能提高训练效果，同时减少运动损伤的发生。所以教师要学习和掌握人体解剖学与运动生理学知识。

第三，心理学知识。瑜伽与以往其他体育项目不同，它是将心理与心灵训练作为重点内容。教师只有学习与掌握一定的心理学知识，才能在瑜伽的训练中，给予学生心理与心灵恰当、合适的指导。

（2）教师的示范能力。在网络高度发展的今天，对于教师的挑战无处不在，尤其对从事体育运动的教师而言，更具有挑战性。教师要潜心修炼瑜伽，提高示范能力，在学生中树立威信。

2. 学生是上好瑜伽课的主体因素

教师是教学活动的主导，学生是教学活动的主体。在教学活动过程中，教师是学生学习的外因，学生是自身学习的内因。在教学活动中，教师要充分发挥学生学习的主观能动性。

3. 场地、设施是上好瑜伽课的保证

在瑜伽教学目的、任务的实现和教学内容的实施中，场地、设施是最基本的物质条件。学生在干净、舒适、整洁、环保与设施健全的场地上课，不仅可以保证教学的顺利进行，也可以陶冶学生的情操。

（四）瑜伽课的评价与考核

1. 教学评价与学生自我评价相结合

（1）学生进行自我评价的重要性。在教学中，为了培养学生的自我意识和促进个性发展，学生不仅需要接受来自教师的外部评价，还需要学会进行自我评价，并提高自我评价的能力。教师在教学过程中不仅有责任评价学生的学习和成绩，还应当帮助学生发展自我评价的能力。

学生能够客观地评价自己的学习成果，不仅有助于提高学习成绩，还对个性发展和生活适应能力的培养具有深远意义。

（2）把教师评价和自我评价统一在教学过程中。没有对学生定期的测验或者考试这些外在评价行为的实施，而希望学生能够认真系统学习瑜伽知识、技能是不切实际的。考核、评分以及教师的评语，在学生学习中具有激发动机的重要作用。

当然，如果在教学活动中只重视教师对学生的评价，而忽视学生的自我评价能力的培养，那么教学就很难培养与发展起学生独立与创新的思维与能力。在教学过程中，要注意将教师评价与学生评价有机地结合。

2. 瑜伽课的考核

（1）考核的种类。在大学期间开展瑜伽课，一般是于大学二年级开展，但也有高校在大学一年级与大学三年级均开展。一般而言，大学一、二年

级瑜伽为体育必修课，也有大学二、三年级为公共选修课（或者通识课）。

（2）不同种类的考核包含的考试内容。在大学一、二年级瑜伽课的考核中，包含理论课考核、基本素质考核、瑜伽技术考核、课堂表现等方面。其中，理论课考核经常采用开卷或者闭卷的形式，对瑜伽基础理论、学习瑜伽体会等进行考核，通常所占学分比例为10%；基本素质考核是根据目前教育部对学生体质的要求来制订的一些基本素质考核内容，如具体考核的内容有跑步、投掷、跳跃、柔韧、腰腹肌等测试，通常所占学分比例为30%；瑜伽技术考核包含瑜伽单个动作、成套动作、自我创编动作等的考核，所占学分比例为50%；课堂表现则包含出勤情况、课堂积极性与参与度，等等，所占学分比例为10%。

第四节　瑜伽与高校形体训练教学

一、瑜伽和形体训练课程的内在联系

分析瑜伽和形体训练课程二者的关联性需要从教学的角度出发，研究瑜伽及形体课程技术训练在教学内容和意义方面的关联性。

第一，瑜伽教学分为理论教学和实践教学，理论和实践中蕴含了瑜伽教育所遵循的基本规律和瑜伽教育的发展规律。瑜伽教学体系蕴含的第一层概念是帮助优化人体形态，提高人体运动能力，促进人体内脏机能的良好运行，维持人体健康；瑜伽教学体系蕴含的第二层概念是注重培养人们的心理健康，让人们始终保持对运动和人生的积极态度；瑜伽教学体系蕴含的第三层概念是指让人们不断完善自我、超越自我，不断提高自身的思想境界。

第二，形体训练课程的理论部分侧重于传授形体训练的专业知识，而技术部分则注重培养身体素质，涵盖了舞蹈和艺术体操等方面的形体内容。然而，目前高校所开设的形体训练课程在教学方式上较为传统，过于强调外在身体形态的训练，忽视了对学生精神层面的培养。

第三，瑜伽练习同时兼顾了学生外在形体练习和内在精神的训练，不仅能够帮助学生提高身体素质，还能够激发学生对运动的喜爱。目前的形体训练课程更加偏向于基础形体的训练，无法吸引学生的参与兴趣，在形体训练课程当中引入瑜伽作为训练内容的补充，可以很好地激发起学生的兴趣，对提升教学效果非常有益。瑜伽的加入能够在激发学生兴趣的同时使学生自觉遵守训练要求、训练规范，全身心地投入形体训练当中，进而有助于提升形体训练效果以及学生的形体表现力。

二、瑜伽对形体训练课程的补助性体现

（一）思维意识

瑜伽运动对身体和头脑思维的练习能够使学生的头脑和身体之间更加和谐统一，不仅使学生的精神状态更加饱满，还能让学生的形体得到良好的训练。瑜伽当中最核心的是冥想，冥想环节能够让学生的内心归于平和、宁静，这对于学生的生命机体发展非常有意义。将瑜伽内容融入形体课程的基础训练中，有助于促进学生身心的健康发展。通过在宁静的状态下进行训练，学生的积极性和参与度将得到提高，并能够拓展学生的形体思维意识，从而提升他们的运动水平。

（二）形体训练技能

瑜伽训练有效地锻炼了学生的本身，也是这一点弥补了形体训练课程技术的不足，瑜伽训练方法的引入使形体训练的训练内容和训练方式更加丰富、多样，有助于提高形体训练的整体水平，尤其是瑜伽当中的冥想环节能够在无形中推动形体训练向前发展。将冥想与形体训练课程相结合，不仅能够稳定学生的情绪，还能够帮助他们保持平静和宁静的心理状态。这种结合有助于提高学生的耐心和意志力，进而提升形体训练的效果。可以说，瑜伽与形体训练课程的融合为学生的技能和意识带来了双重提升。

（三）动作呼吸方法

瑜伽训练非常注重对动作呼吸方法的训练，在形体训练课程当中引入瑜伽的呼吸方法能够帮助学生更好、更合理地呼吸，瑜伽动作呼吸方法和传统的呼吸方法的不同在于，瑜伽更注重心灵上对呼吸的调节，强调要减少人体自然呼吸的次数，也就是减少胸式呼吸的次数，让呼吸形式转变为腹式呼吸。腹式呼吸能够使呼吸过程更加漫长，能够让呼吸更为深入，这种呼吸方法有助于学生心态的平和与宁静。

（四）训练强度

通过瑜伽的训练模式，学生的身心状态可以得到平稳和舒缓的改善。瑜伽的动作训练要求学生长时间维持一个姿势的练习，这种缓慢的练习节奏避免了强迫性和逼迫性的训练方法。同时，瑜伽采用循序渐进的方式，使学生的训练水平能够在保持稳定的基础上逐步提高。传统的学校形体训练课程强调训练次数越多越有助于养成身体习惯，但是数量的加大同时给学生的身体、精神、心理带来了巨大的压力。在形体训练课程中引进瑜伽，不仅能够改善学生身体各个部位的柔韧性，还能够让学生不断地掌控自己对身体的控制力，相比于大量的次数练习，瑜伽的练习形式既能够做到对形体的有效训练又能够避免学生承受高强度训练的压力。

三、形体训练课程中瑜伽补助性的提升

（一）有效改善基础教学设施和环境

将瑜伽教学形式引入形体训练课程需要注意二者的紧密结合，并为其结合提供适当的外部环境支持。为了创造良好的瑜伽教学环境，需要建立适当的基础设施，以支持瑜伽活动的开展。这包括在学校建设专门的瑜伽教室，并注重对教室的保养和维修，以确保教室的安静和和谐氛围。良好的环境能够促进瑜伽教学的有效开展，能够提高瑜伽教学活动的效果。除此之外，还应该注重瑜伽垫、瑜伽球等设施的更换，这类设施容易消耗，需要定期引进。与此同时，还应该注重对瑜伽教室的装扮，尽量将瑜伽教

室装扮成暖色系，因为暖色系有助于让学生心态平和，还要配备音响设备，为学生练习提供宁静的音乐。

（二）合理规范形体训练

瑜伽训练需要注重形体的规范动作的标准，只有按照规范和标准训练动作才能起到塑造形体、提升技能的作用，如果瑜伽动作不标准、不规范，那么长期训练下来，错误的动作会对学生的形体以及机能造成危害。在形体训练课程中引入瑜伽教学必须强调瑜伽教学的规范和标准，只有这样才能提升学生的运动能力和水平。教师在引入瑜伽教学形式时需要对动作的规范和标准进行仔细研究和探索，并确定适合学生学习的教学切入点。教师应该合理设计教学内容和教学形式，并循序渐进地引导学生，以达到良好的瑜伽训练效果。除了向学生解释标准和规范的动作外，教师还应在学生做动作时进行检查，确保他们的动作符合要求。

传统的形体训练课程虽然能够培养学生，让学生建立形体塑造的意识，但是却无法保障学生能够形成良好的形体塑造效果。引入瑜伽训练模式不仅能够补充传统的形体训练课程的不足，还能够激发学生对形体训练的兴趣，保证教学效果。因此，为了更好地发挥瑜伽教学的效果，必须要注重建设教学设施、优化教学环境、提升教师技能，为学生提供良好的环境、健全的设施以及专业的教师队伍。

四、瑜伽融入高校形体训练教学的可能性

（一）用瑜伽呼吸方法来调整形体训练的呼吸节奏

瑜伽对呼吸方法非常重视，这种方法不仅对生理上的改变有着影响，而且与心理状态的建立有着密切联系。瑜伽练习者认为，呼吸方法对于瑜伽练习的效果具有重要的影响。瑜伽呼吸法主要通过心理调节来实现，首先主动放慢呼吸频率，然后将呼吸的重心从胸部调整到腹部。腹部呼吸使得呼吸更加缓慢、更加深入，与胸部呼吸的短促和急促相比，腹部呼吸能够使人更加平静和宁静。这种呼吸方式不仅有助于身体的放松和平衡，也

有助于调整情绪，促使内心变得宁静和专注。

此外，教师在进行瑜伽训练时，会为学生播放宁静的音乐，这能够对学生产生潜移默化的影响，会在无声无息当中改变学生的心态，让学生心灵回归平静。外在环境的宁静和谐有助于平稳学生的心态，陶冶学生的情操。想将瑜伽练习与形体训练教学相结合，需要高校教师在教学过程中提前教授学生正确的呼吸方法，并引导他们调整呼吸频率。通过呼吸调控，教师可以帮助学生放松身心，增加身体柔韧性，并不断提高其柔韧性水平，以达到形体训练课程效果的提高。

（二）用瑜伽冥想环节来增强形体技能训练

瑜伽的冥想环节是通过人的心灵来实现人和潜意识之间的沟通，进而调节身体，使身体进入放松的状态。处于冥想环节当中的人会变得平和，内心世界会非常平稳，会静静地思考，这对于高校学生有非常大的帮助，除了可以帮助学生恢复体能外，还能够锻炼学生的耐力。在形体训练教学中引入瑜伽，既可以提高学生形体训练思维意识，也可以提高学生形体训练的质量，还可以提升高校形体训练课程效果，尤其是冥想环节不仅能够优化人体结构，让大脑和身体之间更加协调、统一，使人整体变得非常平和、宁静。

在形体训练课程当中使用冥想，需要教师根据学生的实际特点、学生的心理需求以及生理需求展开针对性的训练，帮助学生实现身心的平和与宁静。为了保证冥想能够发生作用，教师还需要营造轻松和谐的环境，良好的环境建设能够维持学生对运动的兴趣。瑜伽中的冥想是学生对自我意识的掌控训练，将冥想应用到形体训练课程当中能够帮助学生调整呼吸，稳定训练状态。此外，瑜伽动作一般维持的时间较长，能够很好地训练学生的忍耐力、耐心。长时间的耐力训练有助于形体技能训练质量的提高。瑜伽和形体训练课程的融合是高校在体能训练方面的创新，这种创新能帮助学生掌握形体训练的技能，增强学生的身体素质，提高学生的运动水平，实现学生身心的健康平衡发展。

（三）用瑜伽物理训练来丰富形体训练的内容

瑜伽在物理训练方面主要包括动作性训练和舒缓性训练，这两种训练方式对于形体训练课程的开展具有积极的辅助作用。它们丰富了形体训练课程的内容，有助于塑造学生的体型，促进学生的身体健康发展。

1. 动作性训练丰富形体训练课程内容

高校开设形体训练课程的主要目的是促进学生身心的健康和平衡发展，以满足学生在心理和生理层面的需求。与此同时，形体训练也能够提高学生的综合素质，促进学生的全面发展。瑜伽训练的引入可以丰富形体训练模式，弥补形体训练课程的不足，多样化的形式也带动了先进训练课程的多元发展。以往高校形体训练课主要是依照形体训练理论展开教学，注重身体平衡、身体重心、形体优美的学习，在引入瑜伽训练后，可以使学习方式更加有趣，解决了以往学习训练的无聊和枯燥，这对激发学生兴趣非常有益。学生的兴趣得到了提高，就会积极主动地参与到训练当中，进而能够有效地提高教学质量。

2. 舒缓性训练降低形体训练的高压度

瑜伽的动作训练通常要求学生维持姿势的时间较长，整体的训练频率较缓慢。瑜伽训练注重创造一个轻松的环境，训练可以从简单到复杂逐渐发展，也可以根据需要进行简化。通过瑜伽训练，可以有效锻炼学生的耐心和稳定性。在高校开设的形体训练课程中，学生接受的训练是有针对性的，无论是民族舞蹈、健身操还是芭蕾舞，都要求身体具备协调性和柔韧性。因此，这些课程会给学生带来一定的训练压力。但是瑜伽不同，它的训练是舒缓性的，它主要包括两种训练形式：一种是拉伸式；另一种是叠翘式。这两种形式都是为了让人的身形更加挺拔、优美，矫正人的驼背等不优美体态，且对于人体的柔韧性、协调性来说都是很好的训练，有助于人各个部位的协调、统一。在研究瑜伽和形体训练教学相结合的可能性时，可以将瑜伽应用于高校形体训练课程的起始准备阶段以及结束阶段，其中，应用于起始准备阶段是为了帮助学生适应训练强度，从缓慢逐渐向高压过渡；应用于结束阶段是为了帮学生从高压训练状态调回舒缓的训练状态，帮助学生身心放松，让学生不断地提高自身对身体的控制力。

　　总的来说，在研究瑜伽和高校形体训练教学相结合的可能性的过程中，瑜伽的引入为形体训练课程的完善与发展提供了经验，也提高了学生对形体训练课程的兴趣，促进了学生身心的健康、协调发展。

第六章 高校体育健身瑜伽教学及其价值

第一节 健身瑜伽运动与实训指导

一、健身瑜伽运动的功能

（一）保持健康平和的身心状态

人类的情绪、心理状态和身体内分泌腺体的活动密切相关。当内分泌腺体分泌的激素过多或过少时，会对身心健康产生影响。瑜伽关注人体的内分泌情况，并能帮助调节腺体的活动，使内分泌系统保持正常工作，达到内分泌平衡的状态。人的自主神经系统支配着整个内分泌系统，而瑜伽恰恰是通过影响神经系统的调节功能，从而间接影响内分泌系统，瑜伽具体影响的方式是通过对腺体进行间接刺激和轻柔按摩，从而使腺体保持良好的状态，并且通过人的自我心理暗示和自我对话等方式减轻压力，消除烦恼，放空身心，回归自然。

（二）改善内脏器官和消化系统的功能

经常正确地进行健身瑜伽练习，可以平衡交感神经系统和副交感神经系统，从而确保受这两个系统影响或支配的内脏器官的活动在适当的范围内。健身瑜伽的各种姿势也可以作为辅助治疗的运动形式。通过身体的扭转和挤压姿势，健身瑜伽可以增强肠胃的蠕动，促进消化液的分泌，从而增强消化和代谢功能。

（三）消除抑郁情绪和预防疾病

大学生要面对紧张的学习与生活压力，心态和承受能力变化比较大，使得大学生患有心理疾病的可能性增加。健身瑜伽冥想的练习会使人们的内心变得更宁静、更平和，这意味着练习者将较少患上可能由于紧张与忧虑引起的疾病。健身瑜伽的一些姿势是轻柔的按摩和伸展身体，对身体的每一个部位都有益。

（四）改善身体柔韧性和美化身体线条

通过正确的健身瑜伽姿势，每个肌肉群都可以得到缓慢而均匀的伸展，从而为身体注入无限的能量。在正确的练习方法下，我们将注意力集中在身体变化所带来的感觉上。通过呼吸和伸展的过程，肌肉、结缔组织和其他组织得到充分伸展，从而改善身体的柔韧性和血液循环。这种练习方法可以帮助改善肌肉的弹性和柔软性，促进身体的整体健康。同时，增强肌肉和结缔组织的灵活性，防止肌肉组织功能下降，消除肌肉萎缩和关节僵硬，使肌肉的肌纤维拉长、变细。身体僵硬的部分得到了舒缓，虚弱的地方也变得强劲有力。

（五）改善身体的平衡能力

健身瑜伽练习对保持人体生理功能，如呼吸调整、流汗、心率、血压、新陈代谢的频率、体温和其他一些重要的机制的平衡很有好处。健身瑜伽重建人体功能的平衡效果显著，有些姿势是针对提高人的身体平衡能力的。

通过有规律的练习，人们可以获得身体的灵活性、坚韧性和平衡性，同时提高对疾病的抵抗力。这种练习还有助于消除疲劳，稳定神经系统，帮助人们在睡眠中获得真正的宁静。

二、健身瑜伽运动的特点

（一）抛除杂念，净化心灵

在健身瑜伽运动中，冥想扮演着重要的角色。它是一种通过消除杂念来静心和深思的过程。健身瑜伽要求练习者在宁静的心境中，放下世俗的烦恼，摒弃杂念，放松大脑，减轻压力和紧张情绪，以实现身心的平衡和安宁。通过冥想，心灵更容易产生反思、直觉、灵感和创造意识。冥想的实践有助于培养专注力、内省力和情绪管理能力，从而提升个人的心理健康。健身瑜伽的神奇之处是能给健身者带来更多的快乐，甚至能够改变练习者为人处世的观念。

（二）集中注意，调整呼吸

健身瑜伽姿势、健身瑜伽松弛功、健身瑜伽洁净功法、超脱于心灵功、调息法、健身瑜伽冥想收束法和契合法、健身瑜伽语音冥想等组成了整个健身瑜伽体系。但是健身瑜伽不是单纯的功法和姿势练习，而是作为一种手段，在优美安静的环境中通过调整呼吸来让心情更平和与安静，把注意力集中于这项练习在其体内所产生的感觉上，达到"人神合一"的境界。

（三）结合自然，愉悦身心

结合自然、愉悦身心是健身瑜伽的一个显著特点。健身瑜伽中的各种姿势结合呼吸，通过刺激穴位和经络，可以促进气血的循环，调整身心的功能。调气是健身瑜伽中的重要环节，它有助于增强身体的自然愈合能力，为衰老的细胞提供新鲜的血液，按摩身体的各个器官，并促使其恢复正常功能。健身瑜伽的实践有助于消除内心的浮躁和焦虑，逐渐带来内心的宁静和平和。通过调节呼吸、姿势和专注力，健身瑜伽可以帮助人们调节心率、血压，减少压力和焦虑，从而带来身心的平衡和放松。

健身瑜伽讲究"天人合一"，要求练习者融入大自然的怀抱中，呼吸自然新鲜的空气。健身瑜伽的练习者会认真观察各种动物的习性，模仿动物的姿态，从而形成健身瑜伽体位法，姿势的命名也与动物相关，如猫式、狮子式等，希望从动物身上获取自然康复能力，使人的身心保持健康。

（四）方便易行，安全有效

从运动学的角度来看，健身瑜伽的一些姿势可能是反关节动作，即对关节施加反向的力量。尽管这些动作可能在运动学上看起来不符合常规的关节运动范围，但在健身瑜伽中，这些动作要求练习者以缓慢、均匀、分步的方式进行，确保每个动作都能够被放松和控制。练习者应该根据自身的能力进行练习，不超出自身的极限，避免过度用力或强迫性的动作，从而将潜在的伤害降到最低程度。

此外，健身瑜伽的练习并不需要专门的器械或特定的场地。它只需要一个空气流通、清新的环境和相对安静的空间即可进行。这使得健身瑜伽练习非常便捷，可以在家中或任何适合的场所进行。

三、健身瑜伽运动的基本动作与组合

（一）健身瑜伽运动的基本动作

1. 基本坐姿

（1）简易坐：双腿盘坐在瑜伽垫上，左大腿放在后小腿之上，右小腿保持弯曲，左小腿放在右大腿下面，双手自然垂放于双膝之上，身体坐直，头、脖颈和躯干尽量处于一条直线上。

（2）半莲花坐：坐在瑜伽垫子上，右小腿保持弯曲，右脚脚底板抵住左大腿内侧，左小腿弯曲放于右大腿上，头、脖颈和躯干尽量处于一条直线上。坐一段时间后再交换双腿位置，重新盘坐。需要注意的是，患有坐骨神经痛的人不适合此种盘坐方式。

（3）莲花坐：坐在瑜伽垫子上，手抓左脚，将其放于右大腿上，脚跟的位置靠近肚脐下方，左脚脚底尽量朝上，手抓右脚，将其放于左大腿上，脚底板同样尽量朝上，保持脊柱立直，尽可能长时间保持这个坐姿，累了可以交换两腿位置。这个坐姿相对于其他坐姿要难一些，但这个坐姿能够很好地放松，经过一段时间的练习后能够使呼吸均匀，并能够促进上半身血液循环。需要注意的是，每次练习之后要按摩并抖动双腿。

（4）雷电坐：双膝跪地，脚背贴实在地面上，双膝靠拢，两腿胫骨平放于地面，两脚大脚趾交叉，脚跟向外，背部坐直，臀部落于两脚脚踝之间。雷电坐也称金刚坐，这种坐姿适合在饭后5～10分钟练习，因为可以促进食物消化，对胃部不适的人具有一定的缓解作用，这个坐姿也能够使人的内心变得宁静，适合冥想。

（5）至善坐：左小腿保持弯曲，通过右脚抵住左脚的力使左脚跟抵住会阴，右大腿和左脚板底靠在一起。右脚和右小腿弯曲放在左脚脚踝上。右脚板底放于左大腿与小腿之间，并紧靠耻骨。上半身坐直，微闭双眼，内视鼻尖，一段时间后交换双脚位置。

2. 坐姿体位法

以牛面坐为例。

（1）坐姿：双膝弯曲，重叠放置，确保脚背贴地，脚尖朝向后方，将手掌放在脚掌上，呼吸保持均匀。

（2）吸气：右臂手肘弯曲，缓慢地向右肩方向抬起，右手贴住后背，左手从下方绕到背后，双手十指交叉，上方手肘向后靠拢，保持上半身挺直，目光注视前方，保持均匀呼吸五次。

（3）吐气：松开双手，自然下落，按第一步的坐姿坐好，调整呼吸，放松调息，反复练习三次。需要注意的是，坐立的时候，双腿要重叠，膝盖并拢对齐，不管是左脚在上还是右脚在上都要保持。

3. 站立体位法

（1）风吹树式动作要领

第一，站姿：双手合十于胸前，双脚并拢。吸气时双手抬起举过头顶，手臂向双耳间夹紧，使脊背尽量保持舒展。

第二，吐气：上半身向左弯曲，髋部向右推出，保持自然呼吸 5 次。

第三，吸气时身体还原：吐气的时候上半身向右弯曲，同时髋部向左推出，同样保持 5 次均匀的呼吸。

（2）三角转动式动作要领

第一，双腿打开，双膝伸直，右脚向右转 90°，左脚向右转 60°。

第二，在呼气的同时，将双臂抬起并伸直，上半身转向右侧，轻轻将左手放在右脚旁的地板上，同时右臂向上伸展，使双臂形成一条直线。目光集中在右手指尖的方向，让双肩和肩胛骨得到舒展。保持这个姿势 30 秒，感受身体的舒适和伸展。

4. 蹲姿体位法

以花圈式为例。

（1）保持蹲坐，双脚完全贴住地面，并保持双脚并拢。

（2）身体前倾，大腿和膝盖尽量分开，双手从两腿间穿过并伸向前。

（3）双手手臂向后弯曲，握住脚踝的后部。

（4）呼气时，双手握住脚踝后部的同时头向地面的方向低下，尽量触碰地面。

（5）保持自然呼吸，坚持 1 分钟左右。

（6）吸气的时候手松开，抬头放松。

5. 平衡体位法

以树式为例。

（1）站姿：身体直立，双脚并拢，双手合十于胸前。吸气，将重心移至左脚，左腿以及左脚用力压向地面，骨盆向左推出。左脚提起放在右脚背上，脚跟朝外。双手举过头顶，保持伸展，眼睛凝视前方，保持自然呼吸 5 次。

（2）吐气：双手下落还原于胸前，脚放回原地，再换另一方向练习，反复练习 3 次。

6. 跪姿体位法

以猫式为例。

（1）保持金刚坐姿，双手放于膝盖上，上半身立直，调整呼吸。

（2）吸气时，臀部抬离脚跟，俯身向前，翘臀塌腰，膝盖脚背贴地，手臂伸直，指尖指向膝盖，抬下颚，背部收紧，保持一段时间。

（3）吐气时，手发力腹部收紧，背部拱起，低头，下颚向锁骨的方向用力，停在这个动作上，保持自然呼吸 5 次。

（4）再次吸气，下颚向上抬，头部后仰，凹腰部，挺臀部。动作静止，自然呼吸 5 次。上、下各重复练习 3 次。还原金刚坐，调匀呼吸。

7. 仰卧体位法

（1）船式。

第一，仰卧位，双脚保持并拢，双手放于身体两侧。

第二，吸气时，将上半身、双脚和双臂同时向上抬，臀部不离开地面，以脊椎为支撑，身体保持平衡。将手和脚伸直，手向脚的方向用力，屏息保持姿势 5 秒。

第三，吐气时，身体逐渐回到地面上，调息放松，使呼吸均匀。需要注意的是，抬起身体的时候，腹部要同时用力，收紧全身的肌肉，此过程中如果腿部有痉挛的现象，就将脚踝用力向外蹬出，使脚跟韧带绷直。

（2）仰卧放松式。

第一，仰卧位，轻闭双眼，双腿双膝弯曲，脚掌尽量放于臀部下方，双手放在身体两侧，掌心向上，手指放松，下颚稍稍朝向胸部的方向。

第二，吸气时，胸廓逐渐向外扩张，双肩向下放松，双膝外展。

第三，双手沿地面的方向慢慢滑到头顶，吸气时双手带动身体坐起，延展背部将上半身向腿部下弯。

（二）健身瑜伽运动的组合动作

1. 平衡技术组合动作

平衡技术组合动作可以改善体态，提高身体平衡稳定能力，使内心平静，加强腹部器官的收缩，强壮双腿。

（1）站立，右腿弯曲放在腹股沟上，吸气，双手上举，手心相对；呼气，左腿弯曲，双臂侧举，保持正常呼吸，腿慢慢放下，再反方向做，重复2～3次。

（2）站立，右脚后点地，双手上举，手心相对，吸气手臂向前伸的同时右腿上抬，使手臂、臀、腿保持在一个平面上，正常呼吸，吸气慢慢起上身，腿落下，再反方向做。

（3）双腿开立，手臂侧平伸，右脚尖向右转45°，右腿弯曲，右侧身体向右腿靠，右手慢慢撑地，同时左腿侧抬，左手向左脚方向伸，吸气慢慢还原，之后反方向做，每个方向重复2～3次。

2. 腿部组合动作

腿部伸展动作，每个姿势保持20～30秒，吸气时腹部向外，呼气时腹部向内收，在停顿中体会身体伸展的感觉。

（1）分开腿慢慢蹲下，身体前屈，手放在两脚底之下，保持自然呼吸，双腿伸直，停20～30秒慢慢还原，重复2～3次。

（2）坐在地面上，将双腿伸直，吸气的同时双手相对上举，呼气身体下压，手抓住小腿，身体放松，保持正常呼吸，停20～30秒，吸气的同时抬身，重复2～3次。

（3）坐在地面上，右腿弯曲，脚掌紧贴右腿内侧，吸气双手上举，呼气身体下压抓脚，头上抬，让腹部紧贴左腿，正常呼吸，吸气慢慢抬起身体，再反方向做，每个方向重复3～4次。

（4）坐在地面上，双腿分开，吸气两手侧举，呼气身体下压，双手抓住脚踝，正常呼吸，吸气慢起，重复3～4次。

（5）站立，双手在身体后相交，吸气抬头挺胸，呼气的同时身体向前弯曲，头向腿方向贴，双手上抬，正常呼吸，停20～30秒，吸气慢慢抬身，重复2～3次。

（6）跪撑，吸气臀部上抬，呼气肩下压，腿伸直，脚跟向地面沉，正常呼吸，停20～30秒，吸气还原，重复3～4次。

3. 髋、腹部组合动作

健身瑜伽的髋、腹部动作有助于消除肠道中的气体，使骨盆的血液流通，使髋部灵活。

（1）两腿前伸，另一只腿弯曲，脚掌贴于大腿内侧，膝关节下沉，再反方向做，重复 3～4 次。

（2）双手抱起一条腿，靠近胸部，保持正常呼吸，停 20～30 秒，再反方向做，每个方向重复 3～4 次。

（3）吸气，腿向内转，呼气向外，重复 3～4 次。

（4）身体躺平，两腿弯曲离开地面，两腿依次向下做蹬自行车的动作，该动作结束后再反方向做，每个方向重复 15～20 次。

（5）身体躺平，单腿上抬，顺时针做画圈运动，再逆时针方向做，每个方向 1 次。

（6）身体坐直，两脚对向撑，吸气头向上，脊柱立直；呼气身体向前压，保持呼吸，停 20～30 秒，重复 2～3 次。

4. 腰部组合动作

做腰部组合动作时力求每个姿势做到最舒服的位置，每次只做一个脊柱姿势，使整个背部得到充分的锻炼和伸展，加强背部的力量，同时可保护腰部。

（1）两腿开立，吸气双手向头上伸，十指相交，呼气身体前屈，两眼注视手背。吸气身体向右转动，呼气身体转向左侧，重复 4～6 次，吸气身体上起、立直。

（2）两腿分开坐在地面上，吸气，两臂侧举，呼气，身体右后扭转，左手指尖触右脚趾，吸气，转正呼气反方向，重复 4～6 次，眼睛注视后手。

（3）趴在地面上，两臂在身体两侧，吸气的同时头抬起身体上抬，头、肩、胸离开地面，保持正常呼吸，停 30～40 秒，吸气抬身，重复 4～5 次。

（4）跪撑，臀部后坐，手臂伸直，吸气下额带动身体由下向上移动，身体向上时呼气。双手上撑身体，保持呼吸之后按原路线吸气撑回来，重复 4～5 次。

（5）趴在地面上，双手抓住脚踝，吸气并将头和脚同时上抬保持正常呼吸，呼气慢慢放下，重复 2～3 次。

（6）趴在地面上，双手撑地身体上起，吸气头上抬，同时弯曲双膝，自然呼吸，呼气慢慢还原，重复 2～3 次。

（7）趴在地面上。吸气头和腿同时上抬，双手在背后、十指交叉，停住正常呼吸，呼气慢慢还原，重复 3～4 次。

（8）趴在地面上，双手在额头下，吸气右腿上抬，呼气右腿向左侧压，眼睛从左侧看右脚，停 10～20 秒，吸气慢慢还原，再反方向做，重复 2～3 次。

5. 腹部组合动作

健身瑜伽腹部组合动作有助于促进肠道蠕动、加强腹部的力量，减少多余的脂肪。

（1）躺在地面上吸气，单腿弯曲，双手抱住腿；起上身，下颚触膝，尽量呼气；吸气落下，反方向再做；之后双腿同时弯曲，每个动作重复 4～6 次。

（2）躺在地面上吸气，上身上起，两臂前伸，同时两腿离开地面上抬，保持 2～3 次呼吸，吸气慢慢落下，手放腿的两侧，重复 2～3 次。

6. 脊柱部位组合动作

健身瑜伽脊柱部位组合动作有助于脊柱更加柔韧、更加灵活，伸展脊柱，增加脊柱中的血液流动，对腹部起到按摩的作用，对消化和排泄有好的效果，促进肠道的自然蠕动。

（1）跪撑，吸气低头整个脊部上拱，低头，收腹；呼气背部下塌，头上抬，臀上伸，腰放松，重复 10～12 次。

（2）跪撑，吸气低头，右腿收到腹前；呼气抬头，右腿后伸上抬重复 10 次，之后换左腿，每个方向重复 2～3 次。

（3）身体站直，吸气两腿分开，两臂侧平举，呼气的同时身体右后转并将右手放在腰后，左手扶在右肩上，保持呼吸，吸气身体转正，两臂放下，之后反方向。

（4）身体坐直，两腿伸直，左膝弯曲，左脚在右腿外侧，吸气；右手臂交叉在右腿外侧，手撑地，左手在臀后撑，脊柱直立，呼气；上身向左后扭转，在最舒服的位置停住，保持缓慢的呼吸；吸气身体转回还原，之后反方向，每个方向重复 3～4 次。

（5）身体坐直，两腿伸直，左腿弯曲，脚放在右腿的髋部；吸气，左手抓住右脚，呼气，身体和头向右后扭转，右手放在腰背后，保持呼吸，吸气还原，之后反方向做，每个方向重复 2～3 次。

7. 胸部组合动作

健身瑜伽胸部组合动作可纠正人的驼背和两肩下垂的不良体态，加强血液循环。

（1）坐地面上，双腿伸直，双手侧撑在身体两侧，吸气时胸腹向上抬头，自然放松，重复 2～3 次。

（2）跪地，吸气胸腹向上，脊柱后弯；呼气手掌压在脚掌上，自然呼吸，保持 5～10 秒，然后吸气慢慢还原，重复 2～3 次。

（3）仰卧，慢慢把头上抬头顶地，背部伸直颈部吸气的同时双腿上抬，双手合掌撑起，正常呼吸，保持 5～10 秒，慢慢还原，重复 2～3 次。

（4）跪撑，两肘撑地弯曲相抱，呼气，下颚、胸部下沉向地面，同时臀部上提，保持正常呼吸，慢慢吸气，臀部后坐。重复 2 次，每次保持 30～60 秒。

第二节　健身瑜伽课程的创新设计

一、健身瑜伽课程的意义与作用

健身瑜伽课程是一项通过提升人们意识而带动身心健康发展的项目，人们可以在其缓慢、安全、易学的运动之下获得更加广泛的健身经验。同时，在这种具备基础特性的过程中几乎适用于每一个年龄段的人进行学习，通过进一步实现全身性平衡状态，优化学生身体、心理各个方面的综合素质，是目前高校体育课程改革中需要重点加强的科目。健身瑜伽课程引入舒缓的音乐作为背景，使得人们全身心地放松下来凝神静气、调理自身，逐步掌握健身瑜伽的技巧与经验，进而更好地提高自身健康素质。

健身瑜伽具备六个特征：本土性、艺术趣味性、舒缓性、流动性、连贯性、安全科学性。基于本土性而言，高校可以积极引入该课程，并且依据自身的教学实际和学生需求构建完备、科学、有效的课程体系，让健身瑜伽课程能够呈现出最佳的教学效果。艺术趣味性的特征是通过设计独特的艺术造型，提升人们生理、心理、情感等各个方面的发展，再配合优美舒缓的音乐构建一种和谐宁静的运动氛围，一改学生学习生活当中浮躁不安的不良情绪，达到人们日益追求的健康境界。舒缓性作为健身瑜伽课程的重要特征，主要以全身心放松为练习基础，让人体的肌肉、骨骼均以最佳的状态调整，不仅能够达到强身健体的良好功效，也能够令人身心愉悦。流动性和连贯性则要求练习具备起承转合的功能，通过柔韧性、延展性等综合能力的提升进而获得综合全面的锻炼。安全科学性是健身瑜伽课程具备一定的安全保障性能，不易发生运动危险，全程多以低强度的运动速度进行，是健康锻炼的不二选择。

二、高校健身瑜伽课程的优化设计

目前，在我国社会不断发展和进步的趋势之下，学生的学习压力也在逐步提升，而体育课程作为直接影响学生身心健康发展的基础课程，必须行之有效地开拓健身瑜伽课程，优化设计具体内容和形式，让每一个学生都能够形成健康发展、快乐生活的良好理念。在这种有氧运动科学范畴之下更是突出健身运动的最佳意义，改变学生心气，使之在平心静气的状态下投身于学习，体现出我国高校健身瑜伽课程开设的优化意义。

健身瑜伽课程的优化设计必须从学生的基础需求出发来制定相关的具体细则，以优化课程目标、课程设计、课程内容、课程效果，在这种综合的发展模式下体现出健身瑜伽课程的强大作用力。根据健身瑜伽课程的性质来判断课程设计是否具备合理性，大多适用于大学二年级、三年级的学生群体，学生能够通过选课机制来确定是否进行本课程的学时学习，教师再根据学生的实际情况展开丰富的调查，落实健身瑜伽课程的具体步骤，为学生提供良好的基础教学服务。

（一）健身瑜伽对学生综合素质的提升

健身瑜伽课程是以学生综合素养为基调而出发制定的相关课程，引导学生掌握基础的技能和要领，并且通过学生自主改编完成 2～3 个动作组合，使得学生能够优化提高学习、改编、自主练习、自主表演的基础能力。在我国新时代教育发展需求之下，健身瑜伽课程将成为一项充满激情、活力、正能量的运动项目，能够较好地提高学生学习成效，使其乐于接受健身瑜伽课程。

（二）健身瑜伽课程与科技媒体的结合

在优化健身瑜伽课程套路组合等基础之上，教师仍然要积极探索为学生开拓新的教学资源，进一步优化教育教学的具体内容，提高学生学习兴趣，获取丰富的经验与能力。高校可以加强健身瑜伽课程同科技媒体的有效结合，提升学生的认知水平，进而有效提高其对基础知识、技能、目标的认知。教师可利用电脑演示动作和技能，给予学生直观的图像、声音、视频，营造一种丰富的运动环境，让学生在潜移默化的影响下感受健身瑜伽课程的丰富意义。

1. 教师角色与教学方法在健身瑜伽课程中的作用

教师主要以动作示范为主要内容，教会学生完整的学习套路动作，并加以动作分解等演示，让学生形成细致到位的运动学习。此外，也可以辅助游戏、竞争、合作等形式来丰富课程教学内涵，进而较好地激发学生学习热情，提高其参与度，优化完成健身瑜伽课程的教学内容。

2. 科学完备的教学评价在健身瑜伽课程中的应用

科学完备的教学评价能够鼓励学生更好地学习和发展，促使学生在一定的鼓励机制下开展更加全面、有效的体育健身运动，教师改变传统教学模式下枯燥乏味、单一固态的形式，确保每一个学生都能够达到强身健体的良好目标。教师可以通过丰富的评价机制来提高学习参与兴趣，实现教师评价、学生互评、自主评价等，让学生对于健身瑜伽课程的具体过程进行分析和总结，通过肯定和鼓励的言语激发每一个学生运动健身的热情。同时，教师还可以开设丰富的互动环节，通过师生之间的良好氛围提升教学效果，促使高校健身瑜伽课程呈现出丰富的教学层次和优势，培养学生良好的学习习惯与运动技能，提高其体育锻炼的效率与质量。

可以说，不断优化我国高校健身瑜伽课程能够使其进一步散发出独特的教育特色，帮助学生深入了解瑜伽健身的内在含义，让体育课程不仅是"一堂课"而已，更是能够加强学生健身意识，为其终身锻炼提供良好的基础。同时，在教育方面进行有效的瑜伽课程实践，能够从基础上强化健身理念，通过耳濡目染等作用实现全民健身的良好风气。

第三节　健身瑜伽教学的实施策略

一、课堂实践教学

（一）单个动作实践

在研讨室内，教师可以通过采用分组教学的策略，让学生以每组两人的形式，针对单个动作进行详尽的解释和示范。在这一过程中，学生通过积极练习和仔细观察，能够及时察觉到问题，并进行深入讨论和纠正，不仅提高了动作的质量和示范讲解的能力，还培养了学生发现问题和解决问题的能力。同时，合作学习的过程也有助于发展学生的人际交往和指导能力。学生们逐渐从机械地记忆动作的方法，向能够以适当的语速和语气传达信息并进行领悟性表述的能力转变，最终能够充分展示语言的艺术性。

（二）阶段代课实践

为了促进健身瑜伽教学的顺利进行，教师可以将该课程划分为四个环节：冥想（呼吸练习）、热身练习、体位练习和休息术。相对于体位练习而言，冥想、热身和休息术的难度稍低。因此，教师可以组织全班同学分别负责引导冥想、热身和休息术的练习，通过实践让学生逐渐适应这些角色，消除紧张情绪，并提高他们的语言表达能力。

二、观摩见习，阅读书籍，模拟实践教学

（一）观摩见习环节

第一，邀请瑜伽俱乐部的优秀教练到课堂上指导学生，这样学生可以更清晰地了解俱乐部瑜伽课程的授课模式。学生们会有针对性地向教练提问，与他们交流有关俱乐部瑜伽课程的特点、编排技巧以及教学的注意事项等问题。这种互动交流在一定程度上改变了学生的被动学习状态。通过实践过程中自主发现问题、分析问题和解决问题，学生的独立思考、综合分析和创造性解决问题的能力得到了提高。

第二，组织学生观摩高年级学生的授课，学习他们的授课方法。学生们会认真记录所听所看的课程内容，并根据授课者的课程编排和授课情况展开交流和讨论。这样的观摩活动有助于学生对授课技巧和方法的学习。通过观摩和交流，学生们可以进一步提升自己的教学能力。

（二）阅读书籍环节

阅读书籍环节的主要目的是引导学生在课下查阅相关资料和阅读健身瑜伽相关书籍。每个学期，教师可以为学生提供几本与健身瑜伽相关的书籍，学生需要在课下进行阅读，并有针对性地做好阅读笔记。教师应定期组织学生进行读后交流，旨在帮助学生不仅仅停留在健身瑜伽体式的学习上，更要深入了解健身瑜伽的文化和内涵。

在这个环节中，学生将有机会通过阅读来扩展他们对健身瑜伽的理解和认识。教师提供的书籍将涵盖健身瑜伽不同方面的内容，包括但不限于体式练习、哲学思想、历史渊源等。学生需要在课下有计划地阅读这些书籍，并记录下重要的观点、思考和感悟。然后，教师组织学生在定期的交流会上分享他们的阅读心得和体会。

通过这个环节，学生们将能够更全面地认识健身瑜伽，并深入探索其背后的文化和意义。阅读健身瑜伽相关书籍不仅有助于学生扩展知识面，还能培养他们的阅读能力和批判思维。同时，学生们在交流会上的互动讨论将促进他们的思想碰撞和交流，激发彼此对健身瑜伽的思考和启发。

（三）模拟实践教学环节

模拟实践教学环节旨在为学生做校外实践的准备。在课堂上，学生根据要求，组织完成健身瑜伽课的模拟教学。他们需要从动作的选择与编排、教学方法的运用、音乐的选择以及与会员的沟通交流等方面入手，认真备课，并以其他学生为授课对象进行教学。在课后，学生将进行自我评价、互相评价以及教师评价。每个学生的模拟教学时间为30分钟。

在这个环节中，学生将有机会将课堂上学到的知识和技能应用到实际教学中。他们需要根据教学要求设计和安排瑜伽课程，包括选择适当的瑜伽动作和编排它们的顺序，使用有效的教学方法和技巧，选择适合的音乐来辅助教学，并与学生进行有效的沟通和交流。通过这样的模拟实践，学生能够提前体验到真实的教学环境，并在实践中不断提高自己的教学能力。

在模拟实践教学结束后，学生将进行自我评价、互相评价和教师评价。自我评价有助于学生审视自己的教学表现，并发现自己的优点和需要改进的方面。互相评价可以促进学生之间的合作和学习，通过互相的反馈和建议，帮助彼此成长。教师评价将提供专业的指导和反馈，指出学生的优点和需要改进的地方，以便学生能够更好地完善自己的教学技能。

总之，模拟实践教学环节为学生提供了一个锻炼和展示他们教学能力的机会。通过组织和进行模拟教学，学生能够在实践中提高自己的教学技能，并通过自我评价、互相评价和教师评价来不断改进和进步。

三、校内外教学实践

为了增加实践环节的真实性和有效性，可以在校内外推广健身瑜伽课程。学生将被分成几个小组，轮流为社区居民、校内教师和高校社团学生讲授健身瑜伽课程。在授课之前，学生需要根据受众的身心特点和需求，编排相应的课程，并完成教案的书写。他们需要熟悉教学内容和教学方法，并在授课过程中由专门的听课教师和学生进行记录。

授课结束后，学生将进行交流讨论，针对本次课程中存在的问题进行分析和讨论，共同寻找解决方案。授课的学生还需认真完成课后小结的书写。每个学期结束后，学生需要撰写授课总结，总结本学期的实践教学情况。

这些形式，可以为学生提供实践教学的平台，旨在提高学生的创新能力和实践能力。学生将有机会亲身参与真实的授课过程，并面对不同受众的需求和反馈。他们将学会根据受众的特点进行课程设计，并通过实践不断改进和提升自己的教学技能。同时，学生还能够通过交流和讨论，从其他同学的经验和观点中汲取灵感，拓展自己的思维和教学方式。

四、瑜伽活动组织与策划

为了培养学生的创编能力和提供更多的瑜伽体验，高校可以在校内组织一系列瑜伽活动，包括瑜伽体位比赛和瑜伽趣味运动会等。这些活动将提供给学生一个机会来展示他们的瑜伽技巧和表演能力。

在活动筹备阶段，学生将分组撰写瑜伽活动策划方案，并负责瑜伽活动的宣传工作，包括制作海报、条幅和视频等。他们还将进行外联活动，争取赞助支持。此外，学生还需要撰写比赛规程和秩序册，并参与场地布置、现场调度、赛后统计等工作。

为了培养学生的创编能力和表演能力，高校可以把学生分成若干个小组，每个小组都要创编一段独特的表演型瑜伽组合。各小组将在内部评选中竞争，优秀的小组将有机会到校外进行表演。

五、健身瑜伽教学的改进措施

（一）建设稳定的教学实践基地

在建设健身瑜伽教学实践基地方面，高校应坚持合作原则，实现优势互补、资源共享、互利双赢和共同发展的目标。校内外应长期共同合作，建立可持续发展的实践基地。这些实践基地应积极参与高校学生的专业培养工作，为他们提供实践教学所需的自然资源和人力资源，协助解决教学实践课程资源不足的问题。

高校应充分利用自身的优势，将其服务范围扩展到基地和社区，并积极为当地社会提供支持和服务。通过与实践基地的合作，高校可以提供专业的指导和资源支持，帮助基地和社区开展健身瑜伽活动，并促进健身瑜伽在当地的普及和推广。

高校需要扎实地、持续地进行教学实践基地的建设工作。这包括与基地管理者和相关部门进行深入的沟通和协商，确保基地的规划和建设符合教学实践的需要。同时，需要积极投入资源，包括资金、设备和人力，确保基地的设施完备，能够满足学生的实践需求。在建设过程中，高校还需要进行评估和监控，及时调整和改进基地的运营和管理，以保证其长期的发展和有效的教学实践效果。

通过以上措施，高校能够建立起一体化的健身瑜伽教学实践基地网络，为学生提供实践教学的平台和资源，促进学生的专业培养和能力提升。同时，这种合作也能够促进基地和社区的发展，实现多方共赢的局面。

（二）构建有效的实践教学评价方法

为了有效落实实践教学的过程性评价，高校可以为每个学生建立实践教学档案袋，以记录他们的实践教学内容。这些档案袋可以包括学生的教案、听课记录、实践总结以及授课的影像资料等材料，从而全面地反映学生在实践教学中的表现。

通过建立实践教学档案袋，可以对学生的实践教学过程进行系统记录和整理，有助于教师和学生进行反思和评估。教师可以根据档案袋中的材料，对学生的实践教学进行定量和定性的评价，发现学生的优点和不足，并提供有针对性的指导和支持。学生也可以通过翻阅自己的档案袋，回顾自己的成长历程，发现自身的进步和提升的方向，进一步提高实践教学的质量和效果。

（三）建立完善的实践教学体系

为了不断提升健身瑜伽课程的实践教学体系，需要及时调整和更新实践教学内容，以满足不断变化的社会需求。

教师可以通过与行业专家、健身瑜伽从业者的交流和合作，了解当前行业的发展趋势、新兴的瑜伽技术和方法，以及社会对健身瑜伽人才的需求。基于这些信息，教师可以对实践教学内容进行调整和更新，将最新的知识、技能和实践经验纳入课程中。

此外，教师还可以关注健身瑜伽领域的研究成果，参加相关的学术会议和研讨会，与同行教师进行交流和分享。通过这些学术交流和专业讨论，教师可以不断更新自己的知识储备，将最新的研究成果融入实践教学中，从而提高课程的质量和实用性。

第四节　健身瑜伽在高校体育中的价值

一、健身瑜伽在新时代高校体育中的价值取向

随着社会进入新时代，对于体育的目的和价值问题，不同人持有不同的看法。体育作为一项复杂的社会文化现象，其意义因人而异。特别是在大学生中，对体育的价值要求日益提高，传统的生物体育观念逐渐式微，多元化的体育价值观念逐渐深入人心。在这样的背景下，健身瑜伽的体育价值理念，即以人为本、健身育人、终身体育，正逐渐成为新时代高校体育所共识的价值观。

（一）健身瑜伽以"人为本"的体育价值理念

体育的功能包括增强体质、体能以及满足社会需求，这些是不可替代的。然而，作为社会文化的重要组成部分，体育最核心的价值应该是其深厚的人文价值。长期以来，我国高校体育价值导向带有很强的工具性色彩，将体育视为实现社会目标的手段，以体能达标、获得荣誉或名次为目标，将参与体育的人作为工具。从体育的目的来看，体育的价值应该是个体价值和社会价值的统一。无论是生物体育的价值观还是社会体育的价值观，在某种程度上都忽视了体育的内在价值，即体育过程中参与者的感受、需求以及个人的发展和完善。近年来，随着健身瑜伽实践和瑜伽健身文化的发展和丰富，其体育功能和价值得到了广泛的认可，与大学生对体育多元化价值的需求相契合。

实际上，以人为本的体育价值理念早已贯穿大学体育生活的各个方面。

大学生对体育的需求不再局限于单纯的健身层面，还包括享受体育、自我发展以及体育文化层面的需求。

在大学健身瑜伽中，以人为本的体育价值理念主要体现在两个方面：首先，健身瑜伽的运动形式可以使大学生在运动中获得身体、心理和灵魂的升华，感受到平和与喜悦，并实现情感的宣泄。同时，它对于锻炼大学生的意志，培养健全的人格和自由品格等方面具有巨大的意义和价值。其次，健身瑜伽以人文精神为主导，以平衡身心、提升人性为宗旨，以人为中心，追求个体的自由发展和完善，蕴含着丰富的人生哲学智慧和人文精神，可以引导大学生以积极乐观的态度生活、学习。

（二）健身瑜伽"健身育人"的体育价值理念

"身、心、灵"的和谐发展，既是健身瑜伽对"健康"的诠释，也是瑜伽蕴含文化和育人价值的体现。虽然健身瑜伽练习侧重于健身，但瑜伽健身文化不只是健身瑜伽的理论符号，它更加关注于练习者的心灵或精神世界的修炼，也可以说是外炼体格、内炼人格。

事实上，健身瑜伽体位练习只是瑜伽练习的一种重要手段，其拉、伸、倒立等姿势，在增强身体韧性、灵活性、平衡性等能力的同时，使练习者的意念专注于自己的身体，并感受和觉知身体的变化，促进练习者达到"身心合一"的境界，从而增进健身效果，实现身心双修目的。

另外，瑜伽练习还有助于大学生排除消极、郁闷、彷徨、不满等情绪，让练习者内心充满爱和喜悦，使纯洁、平和的心灵自觉摒弃贪欲、狂乱、迷恋等恶意、恶习，培育健全人格，提升大学生的心理健康水平。

由此可见，健身瑜伽独特的"健身育人"体育价值理念，既有助于练习者感悟自我、提升自我，又有助于练习者净化心灵。其在物质和精神两个方面的体育价值取向，在很大程度上满足了大学生对体育的多元化价值需求，这也是其得以在世界范围传播和推广的原因之一。

（三）健身瑜伽"终身体育"体育的价值理念

随着现代文明的发展和生活方式的不断变化，由于营养过剩、运动不足以及心理压力等原因，"亚健康状态"已成为社会普遍现象。因此，树立"终身体育"的体育价值理念，培养大学生的体育意识，提高学生的体育能力，养成良好的体育锻炼习惯，已成为新时代高校体育的一项重要目标。

体育价值需求的满足和体育兴趣是建立"终身体育"的体育价值观念的基础。由于我国高校体育在价值评价上一定程度上存在侧重身体硬性指标，轻发展性指标的价值取向偏差，使个别学生在学校规划的体育活动中少有运动快乐的感受，更谈不上对体育兴趣、体育能力和体育习惯的培养。

自健身瑜伽引入高校体育以来，在满足了大学生对体育多元化价值需求的同时，其结合舞蹈、形体和音乐的独特运动健身方式，也极大地引发了大学生对健身瑜伽的兴趣，它使体育不再是一项任务，而成为大学生生活的一部分。另外，健身瑜伽"终身体育"的体育价值理念，还体现在对学生体育能力和体育习惯培养等方面。健身瑜伽的体育价值不是授人以鱼，而是授人以渔，瑜伽练习的目的也不只是健身，而是通过瑜伽体位法、呼吸法以及冥想，使练习者掌握健身技能，学会健身，并在体育运动中感受快乐与和谐，学会健康快乐地生活。这也正是健身瑜伽所蕴含的"终身体育"的体育价值理念之所在。

二、健身瑜伽在新时代高校体育中的体育价值

伴随健身瑜伽在全国范围内的广泛开展，特别是健身瑜伽引入高校体育以来，就深受大学生喜爱。

（一）健身瑜伽对大学生健身育体的体育价值

对健身瑜伽体育价值的研究较多的是其减肥和健身、塑形等功能。大学生肥胖的主要原因有两个方面：①营养过剩，摄入食物过多而运动不足；②内分泌失调导致新陈代谢减慢。健身瑜伽实现减肥效果的手段不在于大量排汗，而是因为健身瑜伽的体位法、呼吸法等手段能够有效提升练习者的新陈代谢效率，增强心肺功能，从而实现对脂肪的消耗。

健身瑜伽具有独特的健体和塑形效果。健身瑜伽中的许多体位都是模仿大自然动物适应环境的动作而创造的，因此能够产生良好的运动健身效

果。同时，健身瑜伽的体位法练习结合调息式呼吸，不仅可以使肌肉放松，还能让肌肉线条更加柔美，使身形更加优雅，姿态更加轻盈，从而实现健体和塑形的双重效果。

健身瑜伽在提高大学生的身体柔韧性、平衡能力和力量素质等方面都有所体现，其中柔韧性方面的改善效果尤为显著。此外，研究还表明，健身瑜伽练习能够改善血液循环、平静神经系统和减轻疲劳感。

（二）健身瑜伽对促进大学生心理健康的体育价值

现代社会快节奏的生活和激烈的社会竞争，使得高校大学生面临着越来越大的学习压力、生活压力和就业压力。这些压力导致了焦虑、抑郁、烦躁和易怒等不良心理情绪在大学生中日益增加，给心理健康带来了问题。身心结合的运动是提升心理健康最积极、有效的方法之一。健身瑜伽作为引入高校体育的一项理想运动项目，对于促进大学生的心理健康具有特别的意义。

健身瑜伽在多个方面可以改善大学生的心理素质，提升心理健康水平。这主要与健身瑜伽独特的练习方式密切相关。瑜伽练习采用了体位法和呼吸法的结合，使练习者的意识专注于对身体动作的感知，逐渐实现肌肉放松和身心合一的状态，从而达到释放压力的效果。此外，在瑜伽练习中，特别注重调息式呼吸。从心理学的角度来看，人的情绪受自主神经系统的支配，呼吸对情绪有着重要的影响。在紧张的情绪状态下，呼吸会变得急促。而根据身心交互抑制的原理，调整和降低呼吸频率可以实现降低紧张和焦虑情绪的效果。因此，健身瑜伽作为一种身心结合的运动方式，对于改善大学生的心理健康具有重要意义。它通过独特的练习方式和调息式呼吸，帮助大学生释放压力、放松身心，提高心理素质和心理健康水平。

（三）健身瑜伽对大学生的休闲体育价值

休闲是社会文明进步的象征，它代表着人们对宁静、平和的生活状态的向往和追求，同时也表达了人与社会、自然和谐相处的理念。健身瑜伽作为一项休闲性社会体育项目，被引入高校体育领域中。目前，健身瑜伽在高校体育中以瑜伽选修课程、大学生瑜伽社团活动和瑜伽馆等形式存在，然而，关于健身瑜伽对大学生的休闲体育价值的研究和开发相对较少。

随着新时代的来临，高校大学生的体育休闲意识不断提升，对体育休闲的价值需求也日益增强。健身瑜伽以增进身心健康和完善自我为主要目标，其非功利性、自主选择性、文化性和娱乐性等特点成为吸引大学生参与瑜伽健身的主要动力。因此，健身瑜伽的休闲体育价值对于高校体育价值来说是必要的补充和拓展，它对提升大学生的生活品质、促进大学生的健康成长具有积极意义，值得进一步研究和开发。

参考文献

[1] 陈梓惠，栗燕梅．瑜伽饮食异化及对现代人合理膳食的启示 [J]. 当代体育科技，2022，12（32）：150.

[2] 崔志强．体育教学初探 [J]. 学周刊，2019（20）：155.

[3] 房辉．刍议体育微课在高校体育教学中的运用 [J]. 当代体育科技，2022，12（1）：61.

[4] 郭阳．关于创新高校体育人才培养模式的思考 [J]. 经济研究导刊，2017（6）：104−105.

[5] 黄日峰．探索高校体育课堂教学改革的方法 [J]. 当代体育科技，2017，7（6）：80−81.

[6] 黄盛良．微课模式下高校体育课程的教学设计思考 [J]. 当代体育科技，2020，10（24）：139.

[7] 黄中钦，柳毓琨．瑜伽饮食观之素食原则探析 [J]. 大健康，2021（22）：21.

[8] 李云．当前高校瑜伽教学的思考 [J]. 灌篮，2022（4）：79−81.

[9] 李子敖，舒颜开．基于 ARCS 模型下高校体育翻转课堂的建设研究 [J]. 体育科技文献通报，2023，31（1）：170.

[10] 刘洋．新时期完善高校体育人才培养的路径研究 [J]. 灌篮，2020

[11] 刘泽瑶．普通高校瑜伽教学中肌肉耐力的训练分析 [J]. 当代体育科技，2022，12（8）：37.

[12] 罗贵洪.关于创新高校体育人才培养模式的思考 [J]. 文体用品与科技，2021，23（23）：121-122.

[13] 吕超，刘道喜.混合式教学模式下微课引入高校体育教学的研究与实践 [J]. 遵义师范学院学报，2021，23（2）：160.

[14] 乔维维，宋万翔.体教融合视域下我国高校培养竞技体育人才的困境及推进策略 [J]. 辽宁体育科技，2021，43（6）：105-108，125.

[15] 司庆洛，朱海军，徐正功."互联微时代"背景下高校体育课程实践创新 [J]. 体育科技，2021，42（2）：157.

[16] 苏新勇.高校体育教学资源的丰富与利用 [J]. 当代体育科技，2014（34）：80-81.

[17] 谭琳."课程思政"视域下高校瑜伽课程教学改革路径的探索与思考 [J]. 当代体育科技，2022，12（8）：163.

[18] 唐栏.探讨呼吸在瑜伽锻炼中的地位和作用 [J]. 文体用品与科技，2022（7）：69.

[19] 王导利.高校创业型体育人才培养模式构建策略分析 [J]. 经济研究导刊，2017（13）：138-139.

[20] 王金花，苗栋.高校体育教学质量评价指标设计策略研究 [J]. 山东农业工程学院学报，2017，0（5）：186-189.

[21] 王伟.如何创新高校体育课堂教学 [J]. 中国科教创新导刊，2011（25）：208-209.

[22] 许颖珊.由高校体育慕课引发的教学模式思考 [J]. 拳击与格斗，2021（4）：7.

[23] 杨帆.高校体育产业人才培养的策略研究 [J]. 中国市场，2016（5）：149-150.

[24] 杨桦.略论高校体育课堂教学的创新 [J]. 考试周刊，2007（29）：97-98.

[25] 杨辉霞，王保成，马力.瑜伽养生与中国传统养生的思想比较研究 [J]. 黄山学院学报，2022，24（3）：66.

[26] 杨明.通识教育视角下高校体育教学设计研究 [J]. 吉林农业科技学院学报，2021，30（3）：118-121.

[27] 易明兵.高校体育课内外一体化教学设计及实践策略 [J]. 吉林农

业科技学院学报，2022，31（4）：117-120.

[28] 苑琳琳. 新时代高校体育教学方法创新 [J]. 新课程研究（下旬），2021（2）：62-63.

[29] 张雨刚. 供求视域下地方高校体育人才培养策略研究——基于山西省地方本科院校的调查分析 [J]. 体育科技，2020，41（2）：140-142.

[30] 张振丰，董亚玲. 论体育教学的环境 [J]. 体育成人教育学刊，2003，19（3）：74-75.

[31] 朱亚成. 大学生体育品德培育现状与促进策略 [J]. 辽宁师专学报（自然科学版），2023，25（1）：80-86.

[32] 祝菁，姜静静. 高校公共体育翻转课堂的改革与实践研究 [J]. 文体用品与科技，2022，1（1）：139.